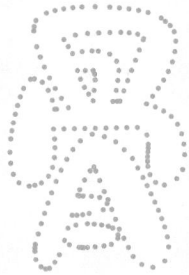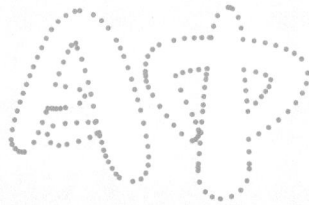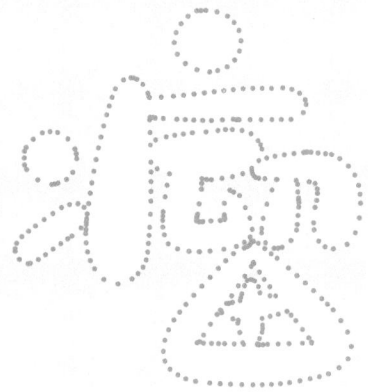

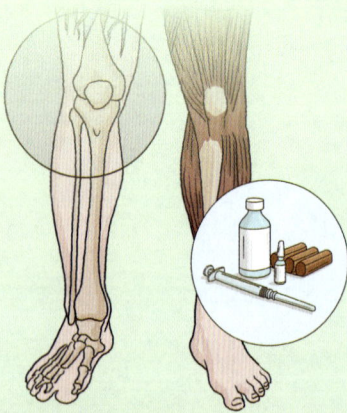

·季加孚·　·张 宁·　　　　　肿瘤科普百科丛书
总主编　　执行总主编

骨与软组织肿瘤

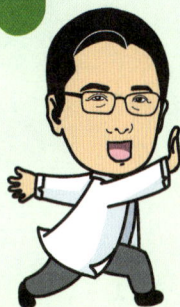

主　编　樊征夫
编　者（按姓氏笔画排序）

王新宇　北京大学肿瘤医院　　谭智超　北京大学肿瘤医院
方志伟　北京大学肿瘤医院　　樊征夫　北京大学肿瘤医院
白楚杰　北京大学肿瘤医院　　薛瑞峰　北京大学肿瘤医院
刘佳勇　北京大学肿瘤医院　　Yuanxin Nie（英）
李　舒　北京大学肿瘤医院　　　　　英国爱丁堡皇家医院
张　路　北京大学肿瘤医院　　　　　北京大学肿瘤医院
高　天　北京大学肿瘤医院
秘　书　李　舒　北京大学肿瘤医院

人民卫生出版社
·北 京·

《肿瘤科普百科丛书》编写委员会

序

　　健康是促进人全面发展的必然要求，是经济社会发展的基础条件，是民族昌盛和国家富强的重要标志。人们常把健康比作1，事业、家庭、名誉、财富等就是1后面的0，人生圆满全系于1的稳固。目前我国卫生健康事业长足发展，居民主要健康指标总体优于其他中高收入国家平均水平，健康中国占据着优先发展的战略地位。但随着工业化、城镇化、人口老龄化进程加快，中国居民生产生活方式和疾病谱不断发生变化。心脑血管疾病、癌症、慢性呼吸系统疾病、糖尿病等慢性非传染性疾病导致的死亡人数占总死亡人数的88%，这些疾病负担占疾病总负担的70%以上。了解防控和初步处理这些疾病的知识，毋庸置疑，会降低这些疾病的发生率和死亡率，会降低由这些疾病导致的巨大负担。

　　我国人口众多，人均受教育水平较低，公众的健康素养存在很大的城乡差别、地区差别、职业差别，因此公众整体的健康素养水平较低。居民健康知识知晓率低，吸烟、过量饮酒、缺乏锻炼、不合理膳食等不健康生活方式比较普遍，由此引起的疾病问题日益突出。《"健康中国2030"规划纲要》中指出，需要坚持预防为主，深入开展爱国卫生运动，倡导健康文明生活方式，预防控制重大疾病。这是健康中国战略的重要一环，需要将医学知识、健康知识用公众易于理解、接受和参与的方式进行普及。这种普及必须运用社会化、群众化和经常化的科普方式，充分利用现代社会的多种信息传播媒体，不失时机地广泛渗透到各种社会活动之中，才能更有效地助力健康中国战略。

　　据统计，中国每天有1万人确诊癌症，癌症是影响人民身体健康的重要杀手之一。在众多活跃于肿瘤临床一线、热衷于为人民健康付出的专家们的支持和努力下，通过多次研讨，我们撰写了这套《肿瘤科普百科丛书》，它涵盖了我国最常见的肿瘤。我们在吸取类似科普读物优点的基础上，不单纯以疾病分类为纲要介绍，还以患者对不同疾病最关心的问题为中心进行介绍。同时辅以更加通俗的语言和图画，描述一个器官相关的健康、保健知识，不但可以使"白丁"启蒙，还可以使初步了解癌症知识的人提高水平。

最后，在此我衷心感谢每一位主编和编委的支持和努力，感谢每位专家在繁忙的工作之余，仍然为使患者最终获益的共同目标而努力，也希望该丛书能够助力健康中国行动。

季加孚

北京大学肿瘤医院　北京市肿瘤防治研究所

2022 年 4 月

前言

骨与软组织肿瘤，不同于上皮组织来源或造血系统的肿瘤，是独立于它们之外的第三类人体重要的肿瘤。随着老百姓健康意识的提高，骨与软组织肿瘤的诊断也越来越及时和普遍。

骨与软组织肿瘤有着一些独特的临床特点，它的病程和治疗都有别于其他的肿瘤。另外，它和骨转移癌一样，累及人体的运动系统，可能会导致残疾，因此会影响个人的生活，加重家庭和社会的负担。这一类肿瘤治疗以后，往往还需要配合康复锻炼。

此外，因为骨与软组织肿瘤发病率低，不管是在肿瘤专科医院，还是在综合医院的骨科，专门从事该肿瘤治疗的专业医生总体上较少。这就造成了对于该种少见肿瘤不仅科普力度不够，老百姓认识不足；也导致基层医疗机构对该种肿瘤重视不足，缺乏规范化治疗手段及意识。尤其软组织肉瘤，基层医院误诊误治现象也比较常见。

作为国内重要的骨与软组织肿瘤治疗中心，我们参与编写了这本科普书籍，目的就是能够让患者更多地了解这一独特类型的肿瘤。让患者能做到既不谈瘤色变，也不掉以轻心，做到早发现、早诊断、早治疗，并且能够找到专业的机构，接受专业的治疗。

近年来，由于肿瘤研究方面的快速进展，骨与软组织肿瘤的治疗有了很大的改观，有了很多新的治疗药物和治疗手段。我们希望通过这样的科普宣传，能够使广大的患者和基层的医务工作者，掌握更多的关于骨与软组织肿瘤的基础知识，从而使患者能够更早地去发现它，并到专业的机构去做专业的诊断和治疗，获得好的疗效，保全更好的功能，减少社会和家庭的负担。骨与软组织肿瘤目前也是国际上肿瘤学术研究的一个重要领域，是目前学术关注的一个重点和焦点，我们也借此把一些最新的治疗进展，通过这种科普的方式，介绍给基层的医务工作者，从而更好地造福骨与软组织肿瘤的患者。

本书涉及内容繁多，难免有错误及不妥之处，希望读者不吝指正。

樊征夫

北京大学肿瘤医院

2022 年 4 月

目 录

第一部分　总论

1. 肉瘤是什么 2
2. 肉瘤是恶性的吗，肉瘤和癌有什么区别 2
3. 什么人容易得肉瘤 3
4. 肉瘤多见于身体的什么部位 3
5. 身上长包都是肉瘤吗 4
6. 发现身上长包了怎么办 5
7. 骨头疼需要到医院看吗 5
8. 为什么得了肉瘤需要到肿瘤专科医院治疗 5
9. 常见的软组织肉瘤有哪些 5
10. 常见的骨的恶性肿瘤有哪些 6
11. 癌症患者骨头疼或全身疼是怎么回事 6
12. 单纯手术能治愈肉瘤吗，肉瘤患者需要进行化疗和放疗吗 6
13. 肉瘤患者应该如何定期检查 6
14. 肉瘤治疗的现状是什么 6
15. 未来治疗肉瘤的趋势是什么 7
16. 如何早期发现肉瘤 8
17. 怀疑肉瘤的患者需要做什么化验检查 9
18. 肢体肉瘤患者都需要截肢吗，什么情况下需要截肢 9
19. 什么是肢体肉瘤的保肢手术 9
20. 软组织肉瘤的常用化疗方案有哪些 10
21. 肉瘤的放疗及化疗有哪些主要的副作用 10
22. 肉瘤会复发吗 12
23. 肉瘤会遗传吗 12
24. 肉瘤如何诊断与分期 12
25. 骨肉瘤如何早期发现、如何治疗 13
26. 肉瘤患者日常生活有哪些注意事项 14
27. 下肢肉瘤术后如何预防血栓 14
28. 软组织肉瘤为什么要做手术 15

29. 软组织肉瘤手术应注意什么 ·······15

30. 手术切缘是什么意思 ·······15

31. 首次手术已经切干净了，为什么还要二次手术 ·······16

32. 软组织肉瘤手术一定要截肢吗 ·······16

33. 手术后是否必须要放疗 ·······17

34. 据说软组织肉瘤要扩大切除，扩大切除多少才合适 ·······18

35. 为什么医生不直接做手术而一定要先穿刺 ·······18

36. 穿刺活检病理没有明确诊断怎么办 ·······18

37. 手术切除后会不会有后遗症 ·······18

38. 手术切除后就不会复发了吗 ·······19

39. 软组织肉瘤手术可能有什么风险 ·······19

40. 什么样的肉瘤需要放疗 ·······19

41. 放疗可能有什么后遗症 ·······19

42. 为什么肿瘤长在四肢，医生却让查胸腹部 ·······20

43. 肿瘤转移了还能做手术吗 ·······20

44. 为什么医生让我做化疗 ·······21

45. 手术前化疗和手术后化疗有什么区别 ·······21

46. 一般化疗有什么副作用 ·······22

47. 化疗需要多少次 ·······22

48. 如果化疗效果特别好是否就不用手术了 ·······22

49. 做完手术后手/脚的功能可能受损，有没有两全其美的方法 ·······22

50. 能不能尝试靶向治疗 ·······23

51. 软组织肉瘤有哪些症状 ·······23

52. 软组织肉瘤对身体有什么危害 ·······23

53. 软组织肉瘤会转移吗，一般转移到什么地方 ·······24

54. 靶向治疗是什么 ·······24

55. 软组织肉瘤都有什么靶向治疗方法 ·······25

56. 软组织肉瘤的靶向治疗效果怎么样 ·······26

57. 靶向治疗都需要进行基因检测吗 ·······26

58. 服用安罗替尼有哪些注意事项 ·······27

59. 靶向治疗有什么副作用，如何处理 ·······27

60. 靶向治疗需要用多久 ·······27

61. 什么是免疫治疗 ·······28

62. 软组织肉瘤的免疫治疗效果如何 ·······28

63. 免疫治疗有什么副作用 ·······29

64. 有什么指标能预测免疫治疗效果 ·······29

65. 免疫治疗需要持续多长时间 ·······30

66. 如何判断免疫治疗有没有效果 ·······30

67. 什么情况下不适合免疫治疗 ·······31

68. 有什么办法可以增加免疫治疗的效果 31

第二部分　分论

一、软组织肉瘤 34

（一）脂肪肉瘤 34

1. 什么是脂肪肉瘤 34
2. 脂肪肉瘤有哪些类型 34
3. 脂肪肉瘤的易患人群有哪些 35
4. 脂肪肉瘤的病因是什么 35
5. 脂肪肉瘤的症状有哪些 35
6. 脂肪肉瘤的诊断依据是什么 35
7. 诊断脂肪肉瘤需要做哪些检查 36
8. 脂肪肉瘤的治疗原则是什么 36
9. 脂肪肉瘤放化疗效果如何 37
10. 脂肪肉瘤能治愈吗 37

（二）滑膜肉瘤 38

1. 什么是滑膜肉瘤 38
2. 滑膜肉瘤会不会遗传 38
3. 滑膜肉瘤应该如何治疗 38
4. 滑膜肉瘤能放化疗吗 39
5. 晚期滑膜肉瘤患者能不能进行靶向和免疫治疗 39

（三）纤维肉瘤 40

1. 什么是纤维肉瘤 40
2. 纤维肉瘤有什么危害 40
3. 诊断纤维肉瘤需要做什么检查 40
4. 纤维肉瘤应该如何治疗 41
5. 纤维肉瘤的预后怎么样 42

（四）平滑肌肉瘤 43

1. 什么是平滑肌肉瘤 43
2. 子宫平滑肌肉瘤和软组织平滑肌肉瘤是一回事吗 43
3. 什么人容易得平滑肌肉瘤 43
4. 平滑肌肉瘤会不会遗传 43
5. 平滑肌肉瘤应该如何治疗 44

（五）横纹肌肉瘤 45

　　1. 什么是横纹肌肉瘤 45

　　2. 成人横纹肌肉瘤和儿童横纹肌肉瘤是一种病吗 45

　　3. 横纹肌肉瘤能不能治愈 46

　　4. 横纹肌肉瘤怎么区分恶性程度高低 46

　　5. 儿童横纹肌肉瘤应该如何治疗 46

（六）原始神经外胚叶肿瘤/骨外尤因肉瘤 47

　　1. 什么是原始神经外胚叶肿瘤 47

　　2. 原始神经外胚叶肿瘤容易长在哪里 47

　　3. 得了原始神经外胚叶肿瘤要做什么检查 48

　　4. 原始神经外胚叶肿瘤应该如何治疗 48

　　5. 原始神经外胚叶肿瘤化疗需要多少个周期 49

　　6. 原始神经外胚叶肿瘤的预后怎么样 50

（七）未分化多形性肉瘤 50

　　1. 什么是未分化多形性肉瘤 50

　　2. 未分化多形性肉瘤如何诊断 51

　　3. 未分化多形性肉瘤应该如何治疗 51

　　4. 未分化多形性肉瘤的恶性程度高吗 51

　　5. 得了未分化多形性肉瘤能活多久 51

　　6. 未分化多形性肉瘤的化疗效果如何 51

　　7. 未分化多形性肉瘤的靶向和免疫治疗效果如何 ...52

（八）隆突性皮肤纤维肉瘤 52

　　1. 什么是隆突性皮肤纤维肉瘤 52

　　2. 隆突性皮肤纤维肉瘤有什么危害 53

　　3. 隆突性皮肤纤维肉瘤应该如何治疗 53

　　4. 隆突性皮肤纤维肉瘤的预后怎么样 54

（九）血管肉瘤 55

　　1. 什么是血管肉瘤 55

　　2. 血管肉瘤的临床表现是什么 55

　　3. 诊断血管肉瘤需要做什么检查 55

　　4. 血管肉瘤需要和什么疾病鉴别 56

　　5. 血管肉瘤应该如何治疗 56

　　6. 血管肉瘤的预后怎么样 56

（十）腺泡状软组织肉瘤 56

　　1. 什么是腺泡状软组织肉瘤 56

　　2. 腺泡状软组织肉瘤容易误诊吗 57

　　3. 腺泡状软组织肉瘤恶性程度高吗 57

4. 腺泡状软组织肉瘤容易发生转移吗 ·················· 57

5. 腺泡状软组织肉瘤需要化疗吗 ······················ 58

6. 腺泡状软组织肉瘤的靶向治疗效果如何 ·············· 58

7. 腺泡状软组织肉瘤的免疫治疗效果如何 ·············· 58

（十一）神经来源恶性肿瘤 ···························· 59

1. 什么是恶性外周神经鞘瘤 ·························· 59

2. 恶性外周神经鞘瘤应该如何治疗 ···················· 59

3. 恶性外周神经鞘瘤会不会遗传 ······················ 60

二、交界性及良性软组织肿瘤 ························ 61

（一）硬纤维瘤 ···································· 61

1. 什么是硬纤维瘤，硬纤维瘤应该如何治疗 ············ 61

2. 硬纤维瘤是恶性的吗 ······························ 62

3. 什么样的硬纤维瘤应该手术 ························ 62

4. 硬纤维瘤能放疗吗 ································ 63

5. 什么是 Gardner 综合征 ·························· 63

6. 硬纤维瘤能化疗吗 ································ 64

7. 硬纤维瘤能靶向治疗吗 ···························· 65

8. 硬纤维瘤的药物应该如何选择 ······················ 65

9. 硬纤维瘤患者能怀孕吗 ···························· 65

（二）腱鞘巨细胞瘤 ································ 66

1. 什么是腱鞘巨细胞瘤，应该如何治疗 ················ 66

2. 腱鞘巨细胞瘤是恶性的吗，能放疗吗 ················ 66

（三）色素沉着绒毛结节性滑膜炎 ···················· 67

1. 什么是色素沉着绒毛结节性滑膜炎 ·················· 67

2. 色素沉着绒毛结节性滑膜炎会恶变和转移吗 ·········· 67

3. 色素沉着绒毛结节性滑膜炎能放疗吗 ················ 67

4. 色素沉着绒毛结节性滑膜炎应该如何治疗 ············ 68

5. 色素沉着绒毛结节性滑膜炎需要做关节置换吗 ········ 69

（四）脂肪瘤 ······································ 69

1. 什么是脂肪瘤 ···································· 69

2. 脂肪瘤的病因是什么 ······························ 69

3. 脂肪瘤的症状是什么 ······························ 70

4. 诊断脂肪瘤需要做哪些检查 ························ 70

5. 脂肪瘤的治疗原则是什么 ·························· 70

（五）纤维瘤 ······································ 70

1. 什么是纤维瘤 70

2. 纤维瘤的常见类型有哪些 71

3. 弹力纤维瘤真的很"弹"吗 71

4. 瘢痕疙瘩会越切越大吗 71

（六）血管瘤 72

1. 什么是血管瘤 72

2. 血管瘤应该如何治疗 72

（七）神经纤维瘤病 73

1. 什么是神经纤维瘤病 73

2. 为什么会有咖啡牛奶斑 73

3. 神经纤维瘤病会遗传吗 74

（八）神经鞘瘤 74

1. 什么是神经鞘瘤 74

2. 神经鞘瘤应该如何治疗 74

3. 神经鞘瘤术后会不会恶变 75

（九）结节性筋膜炎 75

1. 什么是结节性筋膜炎 75

2. 结节性筋膜炎是恶性的吗 76

3. 哪些人容易得结节性筋膜炎 76

4. 得了结节性筋膜炎需要做什么检查 76

5. 结节性筋膜炎能治好吗 76

三、原发性骨肿瘤 77

（一）骨肉瘤 77

1. 什么是骨肉瘤 77

2. 骨肉瘤的早期症状有哪些 77

3. 骨肉瘤的治疗方法有什么 78

4. 骨肉瘤患者能活多久 78

5. 骨肉瘤的病因是什么 79

6. 得了骨肉瘤要做哪些检查 79

7. 骨肉瘤患者是否都必须被截肢 80

8. 骨肉瘤术后多长时间能恢复 80

9. 骨肉瘤好发于什么样的人群 81

10. 骨肉瘤需要化疗多长时间 81

11. 骨肉瘤的 X 线片表现有哪些 81

12. 骨肉瘤生存率有多少 82

13. 骨肉瘤能进行靶向治疗吗 ……………………………………… 82

14. 治疗骨肉瘤术前化疗需要进行多久 ……………………… 83

15. 骨肉瘤的 CT 表现有哪些 ………………………………… 83

16. 骨肉瘤保肢手术指征是什么 ……………………………… 83

17. 骨肉瘤化疗期间有哪些注意事项 ……………………… 84

（二）骨尤因肉瘤 ……………………………………………… 85

1. 骨尤因肉瘤患者有什么症状 ……………………………… 85

2. 诊断骨尤因肉瘤需要做哪些检查 ……………………… 85

3. 骨尤因肉瘤应该如何治疗 ………………………………… 86

4. 骨尤因肉瘤患者能保留肢体吗 ………………………… 87

5. 骨尤因肉瘤治得好吗 ……………………………………… 88

（三）软骨肉瘤 ………………………………………………… 88

1. 什么是软骨肉瘤 …………………………………………… 88

2. 软骨肉瘤都有哪些类型 …………………………………… 89

3. 导致软骨肉瘤的原因都有哪些 ………………………… 89

4. 软骨肉瘤都有哪些症状 …………………………………… 89

5. 软骨肉瘤可以预防吗 ……………………………………… 89

6. 怎样诊断软骨肉瘤 ………………………………………… 89

7. 软骨肉瘤如何分级分期，含义是什么 ………………… 90

8. 软骨肉瘤的鉴别诊断有哪些 …………………………… 91

9. 软骨肉瘤有什么治疗方法 ………………………………… 91

10. 软骨肉瘤的后续护理应注意什么 ……………………… 91

11. 软骨肉瘤预后怎么样 ……………………………………… 91

12. 软骨肉瘤患者的生存率是多少 ………………………… 92

13. 软骨肉瘤发病率是多少 …………………………………… 92

（四）骨巨细胞瘤 ……………………………………………… 92

1. 骨巨细胞瘤是癌症吗 ……………………………………… 92

2. 骨巨细胞瘤患者有生命危险吗 ………………………… 93

3. 骨巨细胞瘤肺转移症状是什么 ………………………… 93

4. 骨巨细胞瘤如何诊断及治疗 …………………………… 93

5. 骨巨细胞瘤微创治疗效果如何 ………………………… 94

（五）骨软骨瘤 ………………………………………………… 94

1. 什么是骨软骨瘤 …………………………………………… 94

2. 骨软骨瘤的病因是什么 …………………………………… 95

3. 骨软骨瘤的常见临床表现和危害是什么 …………… 95

4. 诊断骨软骨瘤需要做什么检查 ………………………… 95

5. 骨软骨瘤应该如何治疗 …………………………………… 96

6. 骨软骨瘤的预后怎么样 96

（六）骨瘤 96

1. 什么是骨瘤 96

2. 骨瘤需要手术吗 97

（七）骨样骨瘤 97

1. 什么是骨样骨瘤 97

2. 骨样骨瘤的常见临床表现及危害是什么 97

3. 诊断骨样骨瘤需要做什么检查 98

4. 骨样骨瘤需要和什么疾病鉴别 99

5. 骨样骨瘤应该如何治疗 100

6. 骨样骨瘤的预后怎么样 101

（八）骨纤维结构不良 102

1. 什么是骨纤维结构不良 102

2. 骨纤维结构不良会引起骨折吗 102

3. 骨纤维结构不良会自愈吗 102

4. 骨纤维结构不良需要和哪些疾病鉴别 103

5. 骨纤维结构不良需要手术吗 103

（九）内生软骨瘤 103

1. 什么是内生软骨瘤 103

2. 内生软骨瘤严重吗 103

3. 内生软骨瘤应该如何治疗 104

4. 内生软骨瘤会变成恶性的吗 104

四、骨转移癌 105

1. 什么是骨转移癌 105

2. 什么样的癌症容易转移到骨 105

3. 骨转移癌都有哪些症状 105

4. 治疗骨转移癌都有哪些方法 106

5. 怎样诊断骨转移癌 106

6. 骨转移癌能够治愈吗 107

7. 得了骨转移癌还能生存多久 107

8. 针对骨转移癌都有哪些措施能够改善生活质量 107

9. 治疗骨转移癌的目的是什么 108

10. 都有哪些科室医生治疗骨转移癌 109

五、多发性骨髓瘤 110

1. 什么是多发性骨髓瘤 110
2. 多发性骨髓瘤是癌症吗 110
3. 通常得了多发性骨髓瘤找哪科医生诊治 110
4. 多发性骨髓瘤的预后如何 111
5. 多发性骨髓瘤的症状都有哪些 111
6. 治疗多发性骨髓瘤都有哪些方法 111
7. 多发性骨髓瘤的诱因是什么 112
8. 多发性骨髓瘤的危险因素是什么，多发性骨髓瘤是遗传性疾病吗 113

第一部分　总论

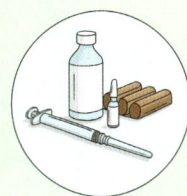

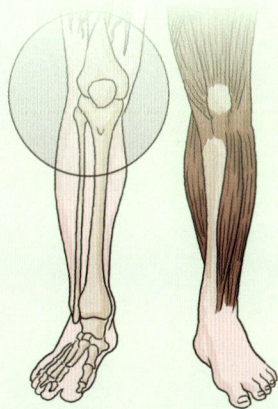

1. 肉瘤是什么

医学上所说的肉瘤是指间叶组织来源的恶性肿瘤。通常包括皮下纤维组织、脂肪、平滑肌、横纹肌、脉管、间皮、滑膜、骨、软骨等组织的恶性肿瘤。

2. 肉瘤是恶性的吗，肉瘤和癌有什么区别

肉瘤和癌都是恶性肿瘤，它们的区别在于肉瘤和癌的来源不同，肉瘤是间叶组织来源的恶性肿瘤，而癌是指上皮来源的恶性肿瘤。肉瘤又进一

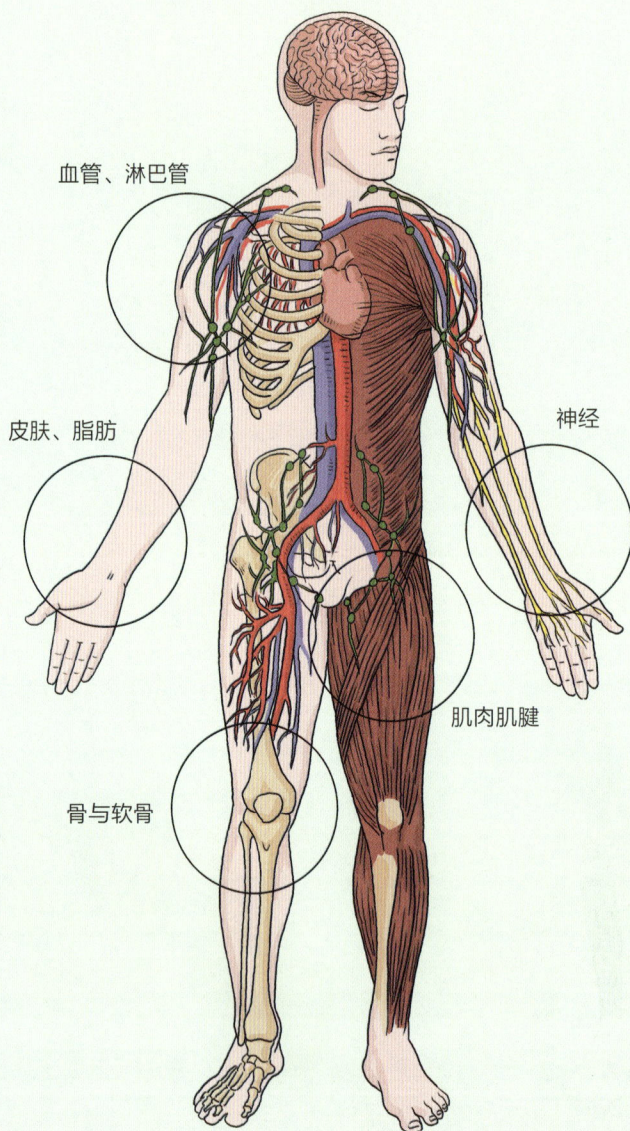

血管、淋巴管

皮肤、脂肪

神经

肌肉肌腱

骨与软骨

步分为骨来源的肉瘤和软组织来源的肉瘤。而癌相对于肉瘤来说更多见，常见的癌有大家熟悉的肺癌、胃癌、食管癌、肝癌、胰腺癌、肠癌、肾癌、膀胱癌、前列腺癌、甲状腺癌、乳腺癌等。因此，可以简单地认为肉瘤就是四肢肌肉骨骼的恶性肿瘤，而癌是器官内脏的恶性肿瘤。另外还有一种混合型的癌肉瘤，这种肿瘤相对少见，但恶性度更高。

3. 什么人容易得肉瘤

肉瘤相对于癌有其发病的特点。而骨的肉瘤和软组织的肉瘤又有所不同。

骨的肉瘤好发于年轻人，这是它和其他恶性肿瘤相比一个最大的特点，这个特点也决定了它的预后不好。骨的肉瘤中最常见的骨肉瘤好发于男性，男性患者约是女性患者的 1.5~2 倍，发病年龄多在 10~30 岁之间，尤以 10~15 岁为发病高峰。尤因肉瘤也是好发于男性的一种肿瘤，发病年龄也较低，约 90% 的病例在 5~25 岁间发病，10~20 岁间的发病率最高。软骨肉瘤是另一种原发于骨的恶性肿瘤，也好发于男性，男性患者约是女性患者的 1.5~2 倍，但其很少发病于 20 岁之前，因此与骨肉瘤和尤因肉瘤不同，它是一种成年型的肿瘤。

软组织的肉瘤中最常见的是高级别多形性未分化肉瘤、滑膜肉瘤、脂肪肉瘤和横纹肌肉瘤。它们的发病年龄要远高于骨的肉瘤，据统计，在软组织肉瘤的患者中，30~70 岁的患者占到 70%，其中又以 50~60 岁人群最多，尤其是高级别多形性未分化肉瘤和脂肪肉瘤均好发于 40 岁以上人群。所以，在肉瘤的诊断中，年龄是一个很重要的因素。

目前尚未发现与肉瘤发病明确相关的生活因素，但外伤和放射线可能和肉瘤的发病相关。

4. 肉瘤多见于身体的什么部位

骨肉瘤好发于股骨远端、胫骨近端（即膝关节周围）和肱骨近端（即肩关节周围）等处。

软骨肉瘤好发于股骨近端（即髋关节周围）、骨盆、肱骨近端、肩胛骨和胫骨近端等处。

尤因肉瘤好发于下肢和骨盆，多见于股骨、胫骨、肱骨、腓骨等。

高级别多形性未分化肉瘤、滑膜肉瘤、脂肪肉瘤、横纹肌肉瘤等软组织肉瘤可发生于全身各处，但以下肢和臀部最多，约占 40%，其次是上肢和肩部，约占 20%。

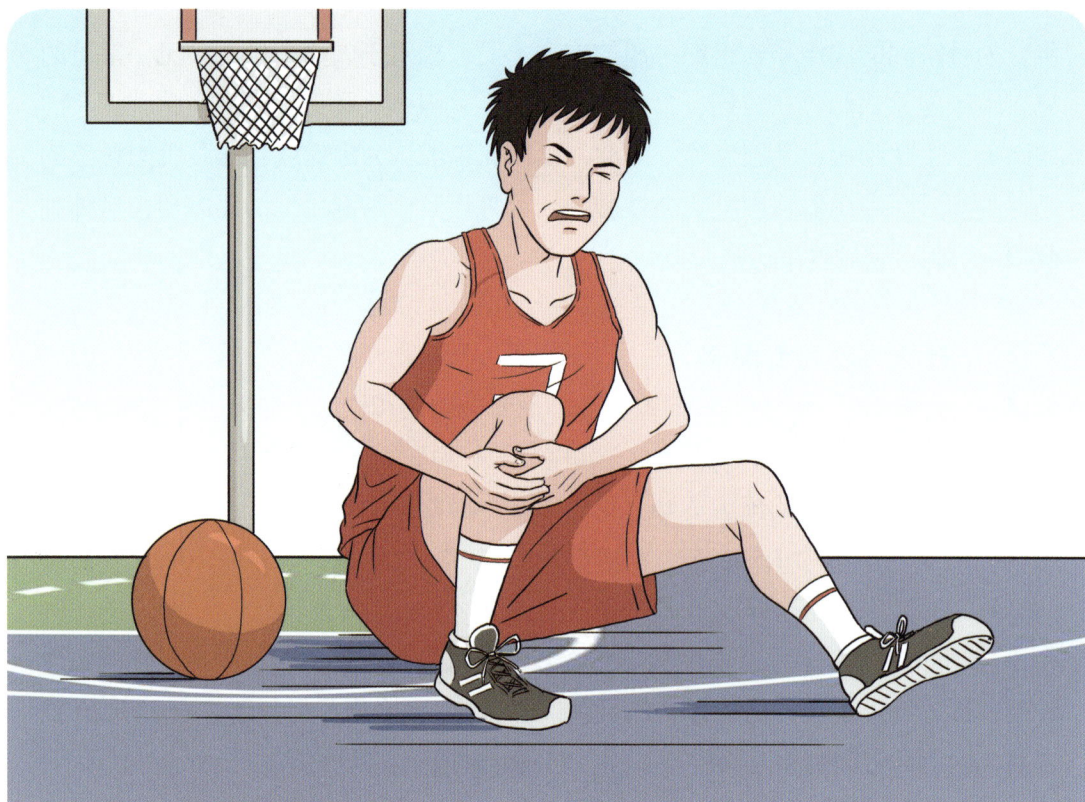

原发于脊柱的肉瘤很罕见。

5. 身上长包都是肉瘤吗

我们有时会无意中在自己身上发现一个或多个包块，我们既不能置之不理，也不必谈肉瘤色变过于紧张。肉瘤的发病率与常见的癌症相比其实很低，它仅占恶性肿瘤的 1%，所以身上发现的包块多数是良性的。如果肿物较小、位于皮下、边界清楚且能活动，多是脂肪瘤或纤维瘤；如果肿物位于关节附近、突然出现或突然消失、触之如乒乓球，可能是腱鞘囊肿；如果肿物突出皮肤、表面有小黑点、边界清楚且能活动，可能是皮脂腺囊肿。但若是肿物位置较深或较大，或肿物突然增大伴有疼痛，或肿物表面发红温度升高甚至表面破溃则要怀疑肉瘤的可能。

6. 发现身上长包了怎么办

如前所述，虽然身上长包是肉瘤的概率较低，但为了以防万一，一旦身上发现包块，建议到肿瘤专科医院骨与软组织肿瘤科就诊听取专家意见。最简单地，可以先行超声检查初步判断肿瘤性质，根据需要，医生可能会建议患者进一步行 CT 或磁共振检查，直至手术切除以去除病变、明确诊断。切忌在诊断不明的情况下由非专业的医师行手术切除肿块，无经验医生的盲目且无准备的手术会耽误治疗甚至造成肿瘤扩散。

7. 骨头疼需要到医院看吗

骨头疼是每个人在生活中都可能会遇到的症状，多数情况下这可能意味着疲劳、缺钙、骨质疏松、骨折或者风湿。这些都不是什么威胁生命的大问题。但是，两类人群的骨痛必须警惕：对于年轻人及未成年人，四肢尤其是下肢的疼痛必须警惕骨肉瘤的可能，对于这类人群，我们建议可先行最简单的 X 线摄片检查以帮助鉴别；对于老年人尤其是有癌症病史的患者，骨痛应警惕肿瘤出现骨转移的可能，对于这类患者，我们建议行全身骨扫描以明确有无转移。

8. 为什么得了肉瘤需要到肿瘤专科医院治疗

因为肉瘤的发病率低，非肿瘤专科医院的医生可能对于肉瘤不够重视和治疗经验不足，很多肉瘤的患者被当作普通的良性肿瘤脂肪瘤或纤维瘤进行了切除手术，而按照良性肿瘤进行的手术其切除范围对于肉瘤是远远不够的。这样的患者在术后还需要再次进行扩大切除手术，不仅给患者造成痛苦，带来身体、心理及经济上的损失，更重要的是初次不彻底的手术还可能造成肿瘤的扩散，大大影响患者的预后。而且大部分肉瘤的治疗是综合性的治疗，除了手术还需要辅助化疗及放疗，而这些，是非肿瘤专科医院所不具备或不擅长的。所以，我们建议肉瘤患者到肿瘤专科医院的骨与软组织肿瘤专科进行治疗，身上初次发现包块的患者也最好尽量到专科就诊，以免误诊及耽误治疗。

9. 常见的软组织肉瘤有哪些

常见的软组织肉瘤有高级别多形性未分化肉瘤、滑膜肉瘤、脂肪肉瘤、横纹肌肉瘤、皮肤隆突性纤维肉瘤、纤维肉瘤、平滑肌肉瘤、透明细胞肉瘤、腺泡状软组织肉瘤、血管肉瘤、恶性神经鞘瘤、上皮样肉瘤、原始神经外胚叶肿瘤（PNET）等。

10. 常见的骨的恶性肿瘤有哪些

常见的骨的原发恶性肿瘤包括骨肉瘤、软骨肉瘤、尤因肉瘤、造釉细胞瘤、骨的恶性纤维组织细胞瘤、骨血管肉瘤、骨的纤维肉瘤、骨的淋巴瘤等。

11. 癌症患者骨头疼或全身疼是怎么回事

无论是癌症还是肉瘤的患者，一旦出现骨头疼或全身疼，需要警惕出现肿瘤骨转移的可能。这种情况下，需要行全身骨扫描以明确诊断。

12. 单纯手术能治愈肉瘤吗，肉瘤患者需要进行化疗和放疗吗

对于大多数肉瘤来说，单纯手术治疗是不够的，必须辅以化疗及放疗才能有效地减少术后复发率及延长患者生存期。对于肉瘤术后是否需要继续化疗及放疗，医生需要根据肉瘤的恶性程度、患者的年龄及身体状况、肉瘤本身的病理学分类是否对放化疗敏感、患者的分期、手术中的切除范围是否足够，甚至患者的经济能力及患者对疾病的期望值来综合考虑决定。腺泡状软组织肉瘤和透明细胞肉瘤因为对化疗不敏感，不需要化疗。

13. 肉瘤患者应该如何定期检查

肉瘤患者术后应定期复查手术切口局部的 B 超、CT 或者磁共振以明确有无复发，并定期行胸部 CT、腹部 CT、全身淋巴结超声及全身骨扫描以明确有无全身转移。术后前两年内患者应尽量 3 个月，至少半年复查 1 次（不是所有项目必须每次都查），两年以后可以逐步延长复查间隔。

14. 肉瘤治疗的现状是什么

目前国际上达成共识的肉瘤的治疗策略是以手术切除为主，辅以放疗及化疗的综合治疗。

骨肉瘤在 20 世纪 70 年代以前，由于受治疗手段的限制，单纯手术后的 5 年生存率仅为 10%~20%，后来随着综合治疗手段的发展，骨肉瘤的 5 年生存率已达

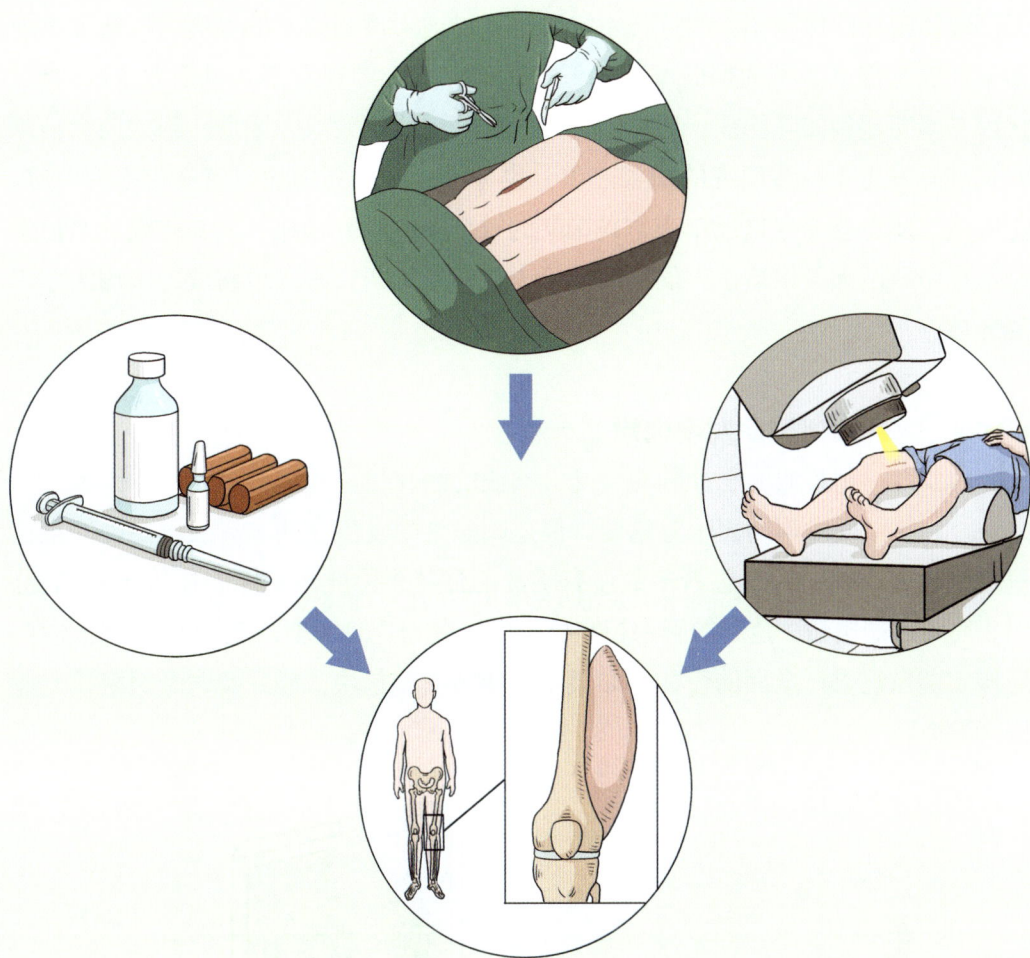

到目前的约 70%。同样，随着综合治疗的开展，软组织肉瘤总的 5 年生存率也可以达到 67%。在患者生存期延长的同时，患者的生活质量也大大得到改善。以前对于肢体肉瘤只能采用截肢手术，而现在，多数患者都有机会接受保肢手术，在完整切除肿瘤的同时保住了肢体，不仅给了患者更好的生活，而且在辅助放化疗的保驾护航下不必担心因此造成复发率及转移率的提高。

15. 未来治疗肉瘤的趋势是什么

随着专业化治疗理念深入人心，一些肿瘤专科医院逐渐组建了专长骨与软组织肿瘤诊治的科室和中心，相关专业的骨科医师、影像科医师及病理科医师的加入和协作组建了专业化的诊疗团队，无疑可以大大提高肉瘤诊治的水平。手术技术的进步及专门的肿瘤型人工关节假体的发展可以进一步提高肢体肉瘤的保肢率。放疗技术特别是三维适形调强技术的发展可以通过术前新辅助放疗提高手术的保肢率并降低术后瘤床局部的复发率。对于大多数肉瘤，化疗并不能起到如乳腺癌、胃癌、肺癌一样好的化疗效果，因此，新的药物治疗方案的开发是下一步研究的重中之重，也是进一步提高肉瘤患者生存率的关键。靶向治疗及免疫治疗是近年来方兴未艾的一个新的研究领域，其在肺癌、黑色素瘤治疗中的巨大作用给了人们新的启示，这一新的研究方向也将成为肉瘤治疗研究的热点。

16. 如何早期发现肉瘤

和其他的恶性肿瘤一样，肉瘤的治疗也是越早效果越好。因此，早期发现肉瘤十分重要。但是肉瘤主要发生在四肢和腹膜后，而且在早期肉瘤较小的时候，患者多数没有明显的症状。因此，定期的体检十分重要。对于腹膜后的肉瘤，定期的腹部超声检查可以做到及时发现；而对于四肢的肉瘤，应该定期自己进行全面的查体，如果发现四肢出现包块，最好及时到医院找专业医师咨询。

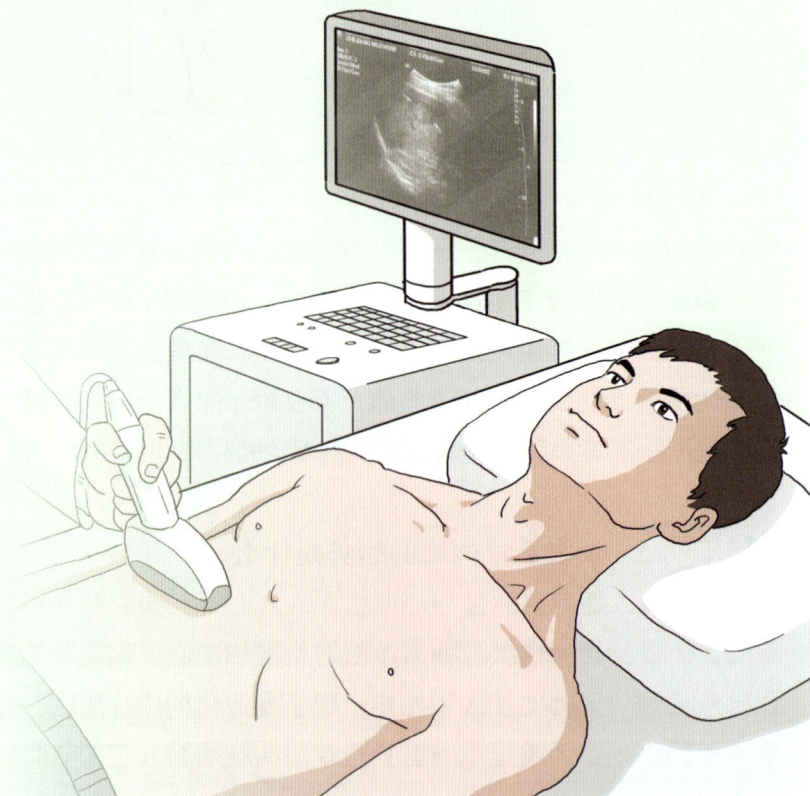

17. 怀疑肉瘤的患者需要做什么化验检查

怀疑肉瘤的患者首先需要进行肿块局部的超声、X 线片、CT 或磁共振等检查。对于较小的良性可能性较大的肿块，医师会建议患者直接手术切除，这样的话，需要进行手术前的常规化验检查，包括抽血化验血常规、生化、凝血、感染筛查、血型及胸部 X 线和心电图检查。而对于怀疑恶性肉瘤的患者，医师会建议患者先行病理活检，包括粗针穿刺活检或者手术切开取活检，明确诊断后再决定下一步的治疗。一旦明确肉瘤的诊断后，患者还需要进行分期检查以明确身体其余部位有无转移，需要视肿瘤病理类型及患者病情行胸部 CT、腹部 CT、全身淋巴结超声、头颅 CT、全身骨扫描等检查或行 PET/CT 进行全面排查。患者在手术前还需要根据有无内科疾病进行相关的评价手术风险的检查。

18. 肢体肉瘤患者都需要截肢吗，什么情况下需要截肢

在 30 年前，肢体肉瘤患者的手术选择基本以截肢为主，但随着综合治疗手段的发展，现在保肢手术得到了越来越多的运用。在完整切除肿瘤的同时保住了肢体，不仅能给患者更好的生活，而且在辅助放化疗的保驾护航下不必担心因此造成复发率及转移率的提高。

但是，也不是所有的肉瘤患者都适合保肢，因为肉瘤是一种恶性肿瘤，需要的是彻底的根治性切除。因此，保肢手术的选择有严格的标准，需要遵循如下 4 点：①肿瘤未侵犯重要的血管和神经；②能够在肿瘤外将肿瘤完整切除，获得良好的外科边界；③进行保肢手术后的局部复发率不应比截肢术高；④局部的软组织条件尚可，预计保留下的肢体功能比假肢好。

因此，经专科医师评估不适于保肢的患者应该接受截肢手术，或患者有强烈的截肢意愿，或患者经济条件不能接受辅助放疗及化疗，也应接受截肢手术。

19. 什么是肢体肉瘤的保肢手术

肢体肉瘤及骨肿瘤的保肢手术是专业性极强的手术，首先应遵循肿瘤手术的边界原则，对肿瘤进行广泛切除，以避免和减少术后的局部复发，达到满意的局部控制。然后对切除后的骨缺损和软组织缺损进行重建，软组织的重建主要依靠肌瓣、皮瓣转移和植皮。

保肢手术的骨缺损重建主要有以下几种方法：

（1）肿瘤型人工关节置换术：这是目前最常用的方法。肢体的恶性骨肿瘤多发生在关节附近，彻底切除肿瘤后往往留下较大的骨缺损，肿瘤型人工关节也叫肿瘤型人工假体，材料为合金，专门为骨肿瘤患者设计，可选用跟患者缺损长度一致的假体型号，也可以完全按患者肿瘤情况定制假体。肿瘤型人工关节置换术为患者保留了关节功能，辅以术后功能锻炼能为患者保留良好的肢体功能。对于儿童的肢体恶性骨肿瘤，必须考虑到其骨骺的发育生长，应选用可延长的肿瘤假体，便于以后进行肢体延长。

（2）同种异体骨移植术：选用深低温冷藏的同种异体骨，按患者的骨缺损截取合适的长度，移植到缺损的部位，辅以钢板或者髓内针固定。该方法可用于同种异体半关节移植和骨干瘤段截除后的缺损重建。

（3）自体骨移植术：主要是取患者自体的腓骨用于肱骨、桡骨肿瘤切除后的重建。

其他用于保肢的手术还有关节融合术、旋转成形术等，目前已不常用。

20. 软组织肉瘤的常用化疗方案有哪些

根据美国国立综合癌症网络（NCCN）专家们达成的共识，四肢、腹腔内、腹膜后的软组织肉瘤的多药联合化疗方案有 AD 方案（多柔比星+达卡巴嗪）、AIM 方案（多柔比星+异环磷酰胺+美斯纳）、MAID 方案（美斯纳+多柔比星+异环磷酰胺+达卡巴嗪）、异环磷酰胺+表阿霉素+美斯纳、吉西他滨+多西紫杉醇、吉西他滨+长春瑞滨等。单药化疗方案有多柔比星、异环磷酰胺、表阿霉素、吉西他滨、达卡巴嗪、脂质体多柔比星、替莫唑胺等。

需要注意的是，腺泡状软组织肉瘤和透明细胞肉瘤对化疗不敏感。而血管肉瘤的化疗与其余软组织肉瘤的化疗方案有所不同，它用的化疗药主要是紫杉醇、多西他赛和长春瑞滨，还可使用索拉菲尼、舒尼替尼、贝伐单抗等分子靶向药物。

21. 肉瘤的放疗及化疗有哪些主要的副作用

肉瘤的放疗及化疗对大多数肉瘤患者的治疗来说是必不可少的。但是放疗及化疗不可避免地存在一些副作用。

对于放疗来说，如果肉瘤位于四肢，放疗的副作用主要是皮肤反应，具体表现为皮肤发红、色素沉着，甚至皮肤破损、脱皮，严重的可出现溃疡、感染等。

皮肤反应是放疗近期的副作用，放疗结束及对症治疗后可以逐渐好转。放疗还可能导致射线照射区的骨骼坏死从而造成骨折。如果肉瘤位于脊柱——虽然这种情况比较罕见——放疗还有可能导致脊髓损伤从而造成截瘫。如果肉瘤位于腹腔内或者腹膜后，则放疗还会对腹腔内的脏器造成损伤，其副作用根据肉瘤的位置及相邻脏器的不同而有所不同，最常见的是造成腹泻、便秘、腹痛、肠梗阻等。

放疗还会引起一些长期的副作用，包括关节附近的放疗导致肢体挛缩从而影响肢体功能、放疗区域出现放射后肉瘤或继发其他新的恶性肿瘤等。如果是还处于生长期的青少年接受放疗后还可能出现骨骼生长受影响而导致的肢体畸形。

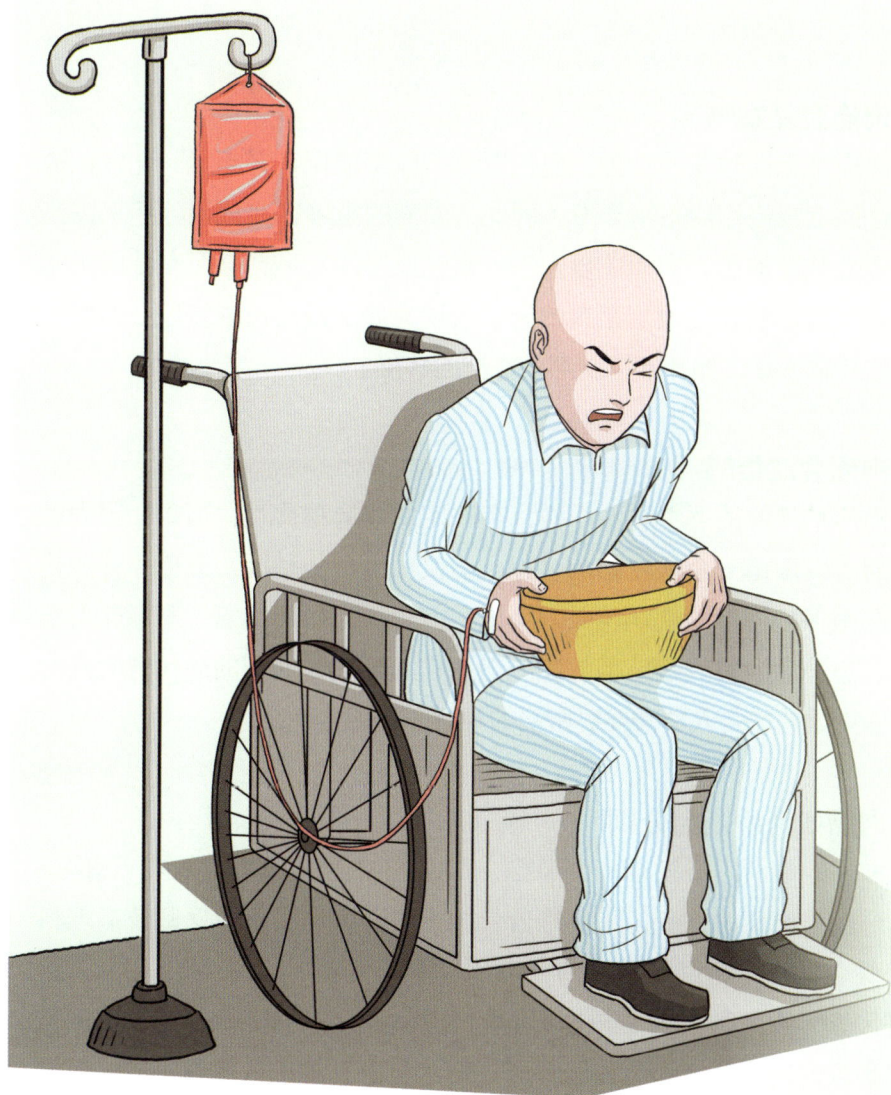

肉瘤的化疗根据选用的化疗方案不同会有不同的化疗副作用。如果选用肉瘤的一线化疗方案，即 AIM 方案（多柔比星+异环磷酰胺+美斯纳），则主要的副作用有恶心、呕吐、食欲差等胃肠道反应，肝肾功能损伤，骨髓抑制即白细胞、红细胞、血小板的生成受影响，脱发，出血性膀胱炎，心肌损伤，过敏等。如果选用肉瘤的二线化疗方案，即吉西他滨+多西紫杉醇方案的话，则主要的副作用有过敏、胃肠道反应、肝肾功能损伤、骨髓抑制、心肌损伤等。根据患者体质的差异，化疗副作用在每个人身上的体现也不尽相同，有的人可能恶心呕吐厉害，有的人可能骨髓抑制厉害，也有人没有什么副作用出现。在化疗期间，要严密监测患者的生命体征和病情变化，若有副作用出现，要及时对症处理。

22. 肉瘤会复发吗

肉瘤是恶性肿瘤的一种，现代医学手段不能保证经手术、化疗、放疗的综合治疗后不再复发。因此，肉瘤的患者在完成治疗后仍需终身定期复查。需要注意的是，肉瘤的复发不一定在原手术区域，甚至在截肢手术以后仍然可能在肢体的残端复发。还有的患者表现为局部没有出现复发，但出现远离手术区域的其余器官，如肺部、脑部、脊柱的转移。

23. 肉瘤会遗传吗

肉瘤和其他的恶性肿瘤一样，有一定的家族遗传性。但是，因为肿瘤的发病是一个很复杂的过程，不仅和自身的基因、染色体等遗传物质有关，也和很多外界因素密切相关。所以，家里有人得了肉瘤，不意味着他或她的子孙后代就一定会得肉瘤，但是和一般正常人群比，他们的后代得肉瘤的可能性要大一些，因此这类人群需要更密切的观察和定期体检。

24. 肉瘤如何诊断与分期

肉瘤的诊断需要遵循一个原则，即临床-影像-病理相结合。具体来说就是肉瘤的诊断，需要综合骨肿瘤科医师、影像科医师及病理科医师的意见来综合做出。骨肿瘤科医师要考虑患者的性别、年龄、肿瘤的部位、病史的长短等因素；影像科医师要根据患者的 X 线片、CT 或磁共振的表现来判断肿瘤的良恶和倾向的诊断；病理科医师要根据活检取到的病变组织，通过显微镜下观察、免疫组化染色等手段做出病理学上的判断。只有临床-影像-病理三者相统一，才能最终做出诊断。而临床-影像-病理三者意见不统一的情况也不少见，这种情况下，则需要通过骨肿瘤科医师、影像科医师及病理科医师的多次交流讨论和会诊，才能决定最终的诊断。这也是肉瘤在诊断上和其余很多恶性肿瘤相比最大的不同之处。

肉瘤的分期最常用的是美国癌症分期联合委员会（AJCC）的软组织肉瘤分期。这种分期方案根据肿瘤的大小、肿瘤的部位（肿瘤是位于浅部还是深部）、有无淋巴结的转移、有无远处的转移、肿瘤病理学上的恶性程度等指标将肿瘤分为Ⅰ、Ⅱ、Ⅲ、Ⅳ四期，其中Ⅰ期预后最好，Ⅳ期已出现远处转移，预后最差。

25. 骨肉瘤如何早期发现、如何治疗

骨肉瘤是一种原发于骨的恶性肿瘤，它好发于男性，发病年龄多在10~30岁之间，尤以10~15岁为发病高峰。骨肉瘤的早期症状主要是疼痛，疼痛可发生在肿瘤出现以前，起初为间断性疼痛，逐渐转为持续性剧烈疼痛，尤以夜间为甚。恶性度越大的肿瘤因生长较快其疼痛往往发生较早且较剧烈。骨肉瘤的病因现在尚不清楚，但肿瘤发生的局部常常有过外伤。肿瘤多表现为膝关节、肩关节附近的肿块，伴有压痛，局部皮肤温度升高发红，可见有浅表的静脉扩张，有时可摸出肿块有搏动感。因此，30岁以前的年轻人，如果出现不明原因的骨痛，或者骨骼局部出现肿胀包块，应警惕骨肉瘤可能，尽快到医院就诊。

一旦患者怀疑骨肉瘤，应尽快行病理活检以明确诊断。活检包括粗针穿刺活检及手术切开取活检两种方式，应由骨肿瘤科有经验的医师进行选择和操作。同时，还需进行肿瘤局部 X 线片和 CT 或磁共振的检查，必要时进行血管造影以评估肿瘤累及范围及能否行保肢手术。此外还需要进行全身骨扫描、胸部 CT、腹部超声等检查以明确有无肿瘤转移。

一旦病理明确诊断，应该尽快开始治疗。骨肉瘤的治疗原则是以根治性手术切除（包括肿瘤型人工关节置换术及截肢手术）为主，辅以术前术后放疗及化疗的综合治疗。放疗的时机及化疗的疗程由医生根据患者的身体情况及病情变化等因素进行个体化的调整。化疗方案应包括大剂量甲氨蝶呤、铂类、异环磷酰胺、阿霉素中的至少两种。

26. 肉瘤患者日常生活有哪些注意事项

肉瘤患者日常生活中需要注意保持乐观积极的心态、正视自己的疾病，按照医生的嘱咐，积极配合医生进行治疗和按时完成日常的定期复查。饮食上要注意健康饮食，多食蔬果，保证充足蛋白摄入，忌高糖高脂。进行过人工关节置换的患者，要格外爱护自己的新关节，因为人工关节也是有使用寿命的，用得越多，磨损越快。因此，我们建议人工关节置换术后的患者在不影响正常工作生活的情况下要做到"能坐电梯不爬楼，能坐汽车不走路"，尽量避免剧烈运动和外伤。

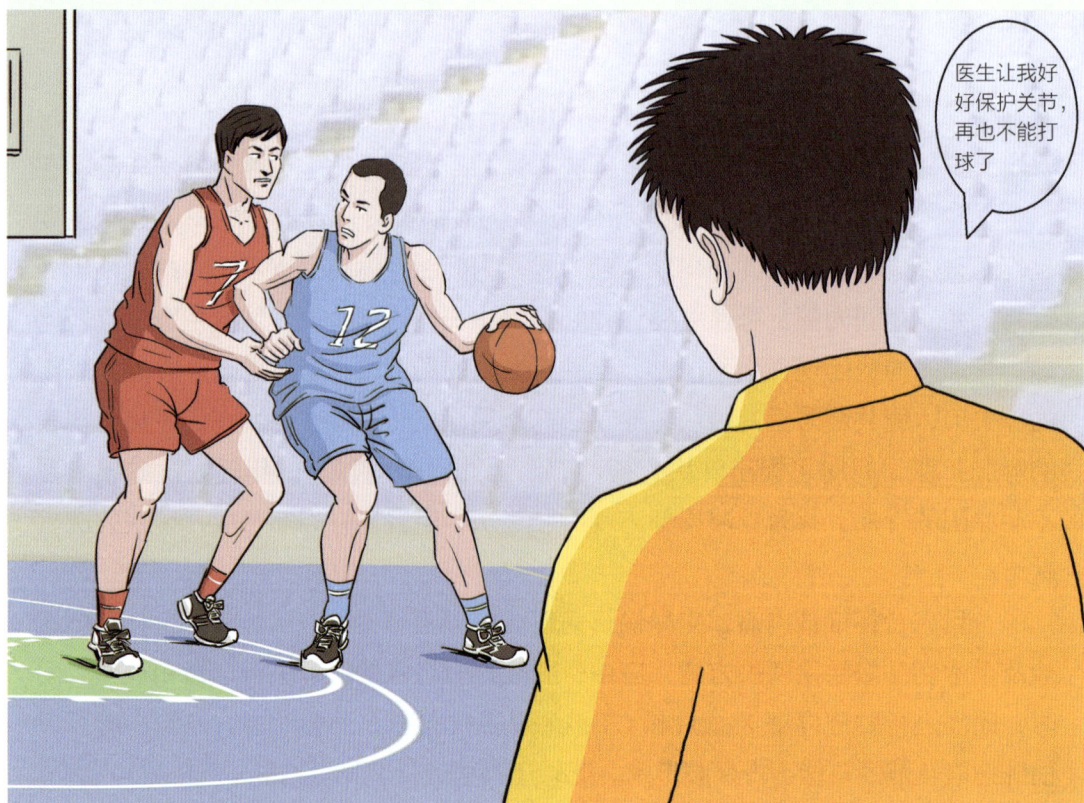

27. 下肢肉瘤术后如何预防血栓

骨肉瘤与软组织的肉瘤均好发于下肢，手术切除以后患者均需要较长时期的卧床休息。而且肿瘤患者本身的血液比正常人要易于凝固。因此，术后下肢静脉血栓的形成是患者手术后恢复过程中面临的重大问题。

因为下肢血栓一旦形成，就有可能脱落导致肺栓塞从而威胁生命。患者术后出现肺栓塞导致患者突然死亡的案例并不罕见。那如何能预防下肢血栓呢？预防血栓最好的办法就是活动，既然患者不能下床，就需要在床上进行力所能及的活动，包括膝关节、踝关节及髋关节充分和足够次数的屈伸运动。同时，还需要配合使用气压式循环驱动机帮助下肢血液进行循环并穿戴预防血栓的弹力袜。医生还会根据患者病情，对血栓形成的高危患者进行预防性抗凝治疗。在整个术后的恢复过程中，患者一定要配合医生的指导，切勿忽视血栓出现的可能及严重后果。

（李舒）

28. 软组织肉瘤为什么要做手术

对于软组织肉瘤目前放化疗均不能保证达到根治效果，不经过根治切除，其局部复发率非常高。规范的扩大切除手术，是达到根治、降低软组织肉瘤局部复发率的最重要手段。其他方法，如靶向治疗、免疫治疗、化疗、放疗等，一般都难以达到根治效果。

29. 软组织肉瘤手术应注意什么

肢体软组织肿瘤的标准治疗方法曾经是包括截肢在内的大范围切除术。但是目前主流的手术方式是争取保留功能的根治性切除。需要注意的是，肿瘤只要在解剖屏障内被完整切除，就被认为是"根治性切除"。因此软组织肉瘤手术应争取达到根治性切除，或达到广泛切除。此外，手术的风险、术后的并发症很大程度上取决于肿瘤本身所处的位置及周围是否有重要的血管、神经。

30. 手术切缘是什么意思

肿瘤只要在解剖屏障内被完整切除，就被认为是"根治性切除"。解剖屏障指的是肌肉筋膜、血管外膜、骨膜等坚韧、肿瘤难以突破的组织。根治性切除后可以获得阴性切缘，且潜在的局部复发率较低。若切除时以一层健康组织包裹肿瘤（距离肿瘤切缘 >2cm），此时我们将其定义为"广泛切除"。虽然广泛切除也可以达到切缘阴性，但局部复发率可能达到 20%~30%。若切除时肿瘤周围的健康组织距离肿瘤切缘<2cm，此时定义为"边缘切除"。一般情况下，手术应尽量达到根治性切除的标准。

31. 首次手术已经切干净了，为什么还要二次手术

由于术前患者未能明确诊断为恶性软组织肉瘤，首次手术很有可能按照良性肿瘤的手术方式进行，即"边缘切除"。此时肿瘤的局部复发率很高，为了至少达到广泛切除的标准，再次手术，彻底切除肿瘤周围的组织，去除可能残留的微小病灶十分必要。根据既往的研究，如果首次手术仅为边缘切除，那么局部复发率可能高达 20%~30%，基于此，如果首次手术时术前未能明确为恶性软组织肿瘤，那么就有未根治的风险。

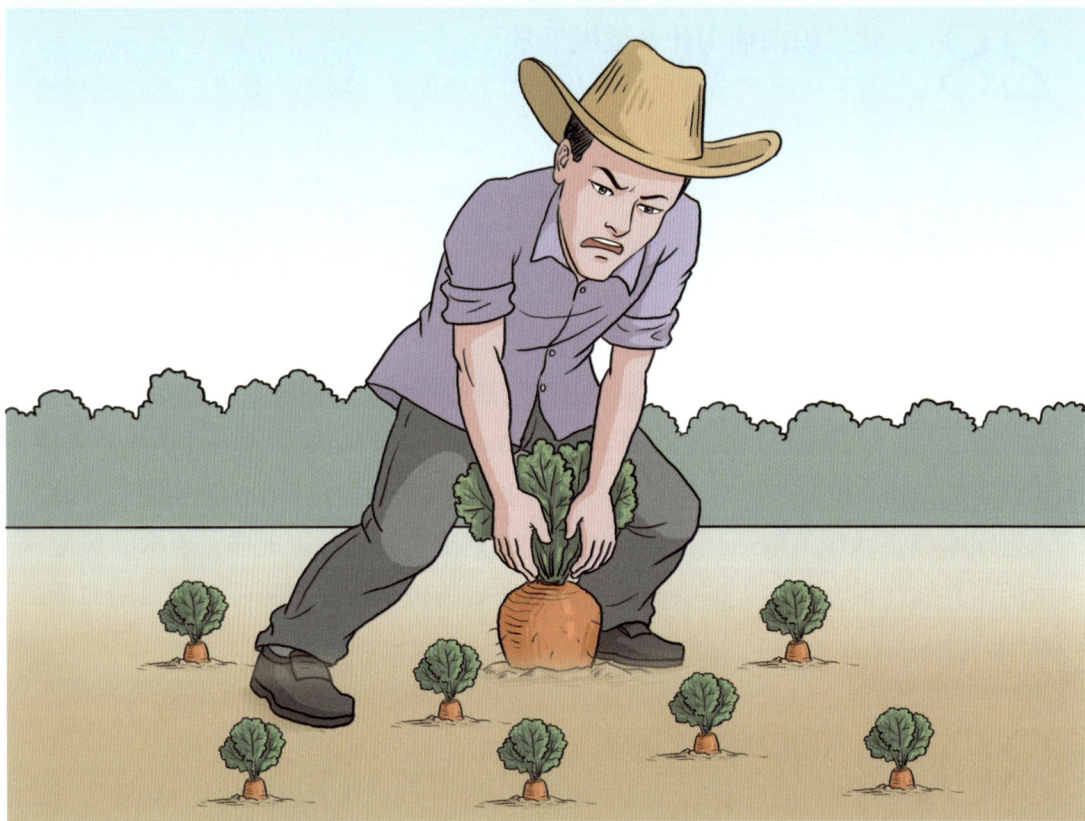

32. 软组织肉瘤手术一定要截肢吗

目前截肢手术已经不是主流手术方式。受益于放化疗等技术的发展，合理的保肢手术是目前的第一选项。如果肿瘤侵犯骨质或关节，那

么可能需要进行关节置换术或钢板置入术，结合合理的康复，一般患者都能得到良好的功能。当然，如果肿瘤侵袭范围过大，保肢手术困难或复发风险高，或保肢后功能差，此时也可能需要考虑截肢手术。总而言之，目前截肢手术并不是软组织肉瘤的首选治疗方式。

33. 手术后是否必须要放疗

目前 NCCN 指南推荐对于Ⅱ期以上的软组织肉瘤进行术后放疗降低局部复发率。如能达到根治性切除，也可选择定期复查。一般情况下，如果肿瘤周围没有重要血管、神经、骨或其他关键器官，比较容易达到根治性切除；如果肿瘤毗邻上述结构，那么为了保证术后功能，常常选择保留上述结构，对可能残留的微小病灶，除可在术中采取肿瘤灭活等手段外，术后放疗也是可以选择的手段。

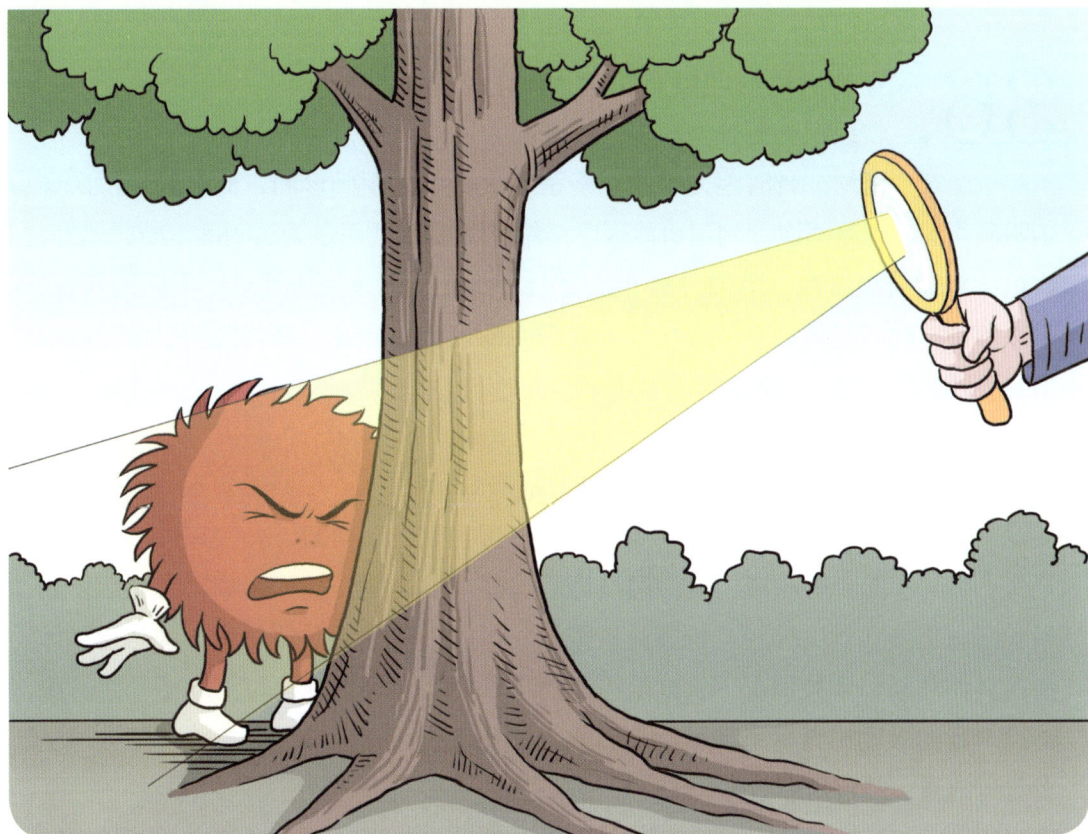

34. 据说软组织肉瘤要扩大切除，扩大切除多少才合适

理想情况下应进行根治性切除，即达到肌肉筋膜、血管外膜、骨膜等坚韧组织；若难以达到，则应达到距离肿瘤边缘 2cm 以上，此时可以最大限度地降低肉瘤的局部复发率。若切除范围不够，就增加了局部复发的风险，可能需要根据具体情况，选择是否进行术后放疗。

35. 为什么医生不直接做手术而一定要先穿刺

软组织肿瘤单纯根据影像、查体等难以明确良恶性，且软组织肉瘤亚型众多，其具体特点不同。穿刺有助于术前明确肿瘤类型，根据肿瘤类型采取合理的术前治疗，术中也有助于改善手术方式。比如说，尤因肉瘤、非多形性的腺泡状横纹肌肉瘤等具有小圆细胞特点的肿瘤，具有高侵袭性和易转移性，但对化疗敏感，所以需要进行术前化疗，并且采用高强度的联合化疗方案；而相对的，如高分化脂肪肉瘤，对化疗不敏感，容易复发，此时可以选择直接手术，但是术中需要对切缘作更严格的要求。所以术前穿刺明确病理，是确诊肉瘤亚型，明确治疗方案的重要手段。

36. 穿刺活检病理没有明确诊断怎么办

软组织肿瘤分型较多，诊断较为困难。活检穿刺只能取出极少量的组织，有时因为肿瘤细胞密度太低难以明确诊断，此时最好再次穿刺明确病理。但是再次穿刺也可能因肿瘤细胞密度太低还是无法明确诊断。此外，软组织肉瘤分型繁多，明确分类非常复杂，常常多家医院病理给出不同的答案，难以鉴别，此时具体治疗手段可与主管医生商议，必要时，基因检测也是肿瘤鉴别的手段之一。

37. 手术切除后会不会有后遗症

这需要根据患者肿瘤生长的位置、大小来判断。一般来讲切除后可能会有积液、伤口瘢痕等后遗症，但这些一般不影响日常生活。如果肿瘤与重要血管、神经、骨等关系密切，可能影响术后肢体功能，这需要具体情况具体判断。多数情况下，软组织肉瘤手术后 2~3 天内就可以下地活动，一般情况下我们鼓励患者尽早下地活动。如果涉及重要血管、神经，主管医师会与患者进行沟通，并告知患者术后的注意事项。

38. 手术切除后就不会复发了吗

良好的根治性手术可以降低复发率，但是仍然不能保证 100% 不复发。不规范的切除手术复发率可能高达 20%~30%。因此根治性手术是降低复发率的重要前提，必要时需联合术后放疗降低复发率。此外，手术后是否复发也与肿瘤的特点有关。比如良性的肿瘤如内生软骨瘤、脂肪瘤等，切除后极少复发；恶性的肿瘤如脂肪肉瘤、滑膜肉瘤等，复发的风险较高；此外还有如皮肤隆突性纤维肉瘤、硬纤维瘤等特殊的肿瘤，局部复发率非常高，因而首次手术选择非常重要。

39. 软组织肉瘤手术可能有什么风险

需要根据肿瘤大小、位置等具体判断。一般来讲，软组织肉瘤手术具有其他手术常规具有的出血、感染、伤口愈合不良等风险，如果患者年龄较高、体质较差，也存在耐受麻醉困难等风险。如果肿瘤距离血管、神经较近，也可能造成术后肢体功能受损。这也需要具体情况具体分析。多数情况下，软组织肉瘤手术还是比较安全的。总的来说，肿瘤体积越小、周围重要器官越少，手术就越安全。

40. 什么样的肉瘤需要放疗

一般来讲，根据 NCCN 指南推荐，Ⅱ级及以上的软组织肉瘤术后都可以考虑放疗。在临床实践中，对于恶性度高、肿瘤较大、术中难以达到根治性切除的肿瘤，都可能需要进行术后放疗降低复发率。比如肿瘤邻近重要血管、神经、骨质等，术中如果进行扩大切除可能造成不可逆的功能损伤，此时可能需要进行术后放疗。具体是否需要进行放疗，需要与主管医师沟通。

41. 放疗可能有什么后遗症

整体而言，四肢的软组织肉瘤放疗较为安全。放疗可能造成放射性皮炎、肢体水肿等放疗相关不良反应，但多为可逆，放疗结束后可以逐渐缓解。当然，放疗后局部皮肤可能会增厚、色素沉着，这一点难以缓解。此外，放疗后局部愈合能力较差，一旦需要再次手术，手术出血、伤口愈合问题都会增加。

42. 为什么肿瘤长在四肢，医生却让查胸腹部

软组织肉瘤可能存在远处转移风险，尤其是肺、肝、骨等部位，是软组织肉瘤高发转移部位，在治疗前应明确全身肿瘤存在情况，如果存在转移，其治疗方式应作出相应调整。因此，在肿瘤治疗前，明确肿瘤在全身的存在情况十分必要。

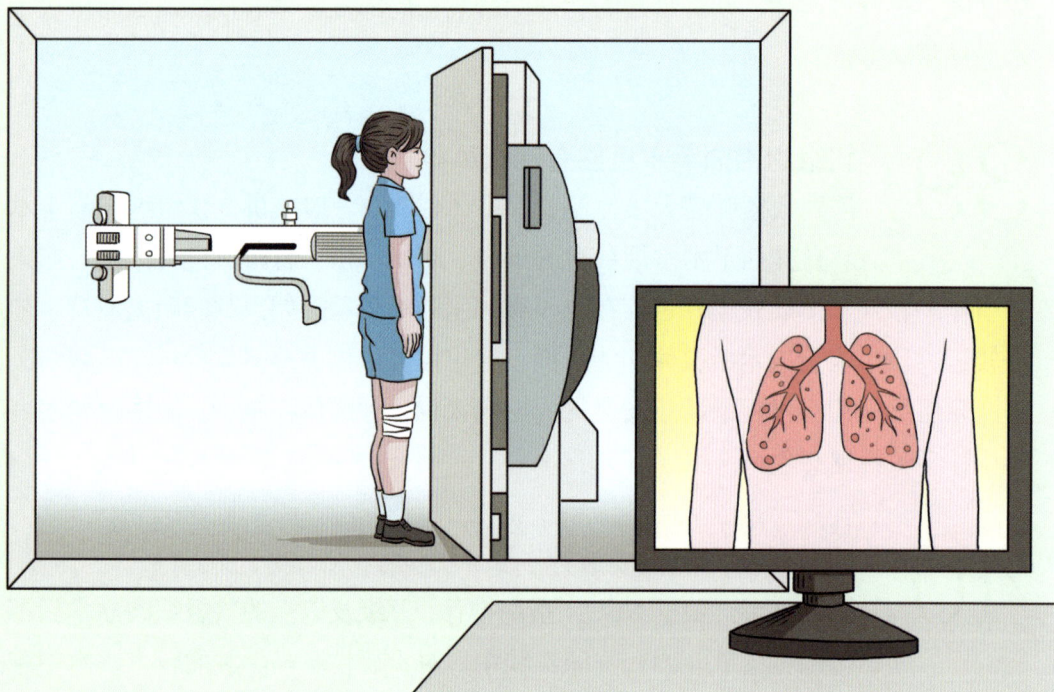

43. 肿瘤转移了还能做手术吗

一般来讲肿瘤转移后不常规推荐做手术。转移后肿瘤可能在全身都有残留，此时推荐的首选治疗是药物治疗。不过如果原发肿瘤影响生活质量，或原发灶和转移灶都能达到理想的切除水平，也可以考虑进行手术。如果通过药物控制，能够将全身的肿瘤控制到合理的程度，原发灶、转移灶都具有做手术的条件，也可以通过手术切除将体内残存病灶彻底切除达到根治水平。

44. 为什么医生让我做化疗

软组织肉瘤存在转移风险，化疗是降低转移率、控制全身肿瘤的重要手段。理论上Ⅲ期及以上的患者均需要进行化疗。对于某些肿瘤，如尤因肉瘤、腺泡状横纹肌肉瘤、胚胎性横纹肌肉瘤、间叶性软骨肉瘤，恶性度高，需要在术前就进行化疗，术后也需要进行规范的化疗，尽量减少复发和转移的风险。

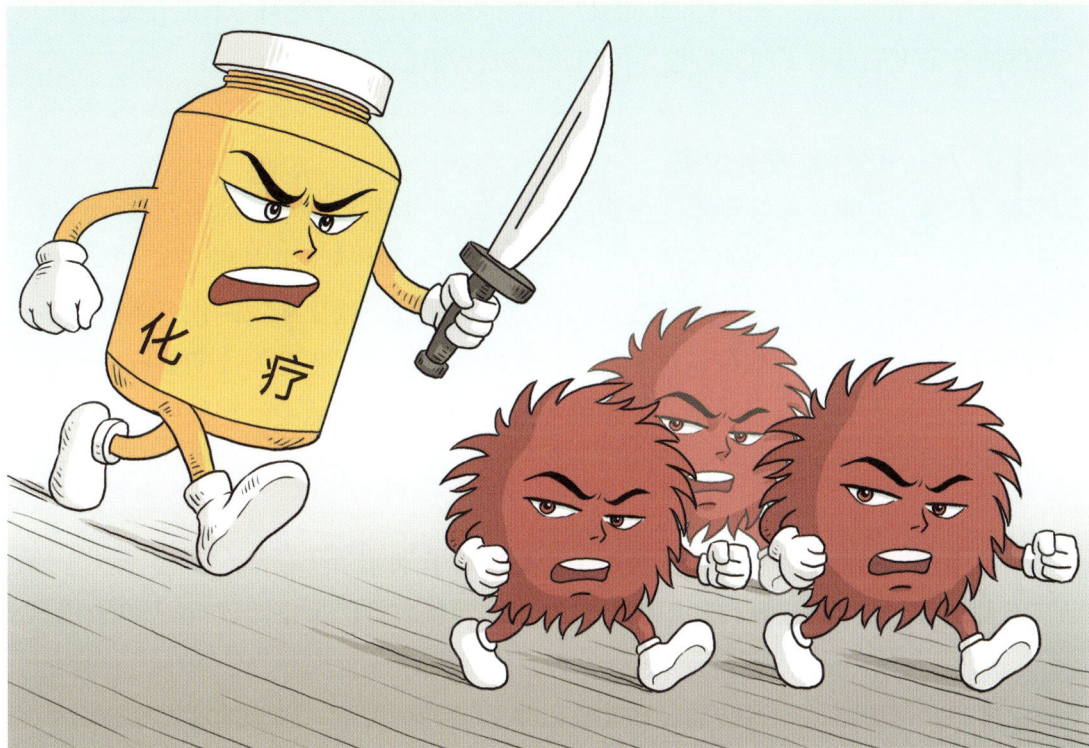

45. 手术前化疗和手术后化疗有什么区别

如果患者需要化疗，目前的趋势是将化疗提前至术前。有如下好处：①通过化疗缩小肿瘤，使得手术更加安全，获得根治性切除更有保障；②术前化疗由于肿瘤存在，可以评估化疗方案的有效性，如果化疗方案效果不佳，可以及时更换药物；术后由于原发肿瘤已切除，无法了解肿瘤对于化疗药物敏感性如何；③术前化疗患者身体一般情况较好，容易耐受化疗；术后患者需要从手术中恢复，常常难以在合理的时间内开始化疗，化疗的耐受性也较差。整体而言，软组织肉瘤患者多需要 6~8 周期化疗，放在手术前或手术后，其总周期数不变。

46. 一般化疗有什么副作用

化疗的副作用需要根据具体方案具体分析。一般而言，化疗药共有的副作用是恶心、呕吐、乏力，骨髓抑制如白细胞降低、肝肾功能受损等；少见的情况包括心功能受损、膀胱出血等。某些方案可能存在脱发、周围神经麻木等副作用。在化疗的同时也会给予相应的辅助药物降低化疗的副作用。具体的方案可能具有不同的特性，可与医生进行沟通。

47. 化疗需要多少次

如果是能够手术完全切除的患者，一般建议进行 6~8 周期化疗。对于特殊类型的肿瘤，如尤因肉瘤、胚胎性横纹肌肉瘤等等，其恶性程度高，对化疗敏感，一般建议进行 10~12 周期化疗。这里所说的化疗周期，是术前和术后总体的化疗次数。对于已经存在转移的患者，化疗的周期数取决于肿瘤的控制情况和患者的耐受度，如果肿瘤控制满意，患者耐受情况较好，就可以一直用相同的方案控制下去。

48. 如果化疗效果特别好是否就不用手术了

化疗效果好有利于降低复发率、转移率，但是目前软组织肉瘤化疗难以保证将肿瘤 100% 杀灭，因而化疗效果满意的情况下，若有条件应考虑及时手术，根治肿瘤。在化疗效果满意的情况下，肿瘤的复发率、转移率都可以降低，因此，术前化疗还是有其必要性的。如果化疗效果非常好，术后再进行同方案的巩固化疗，也有助于改善预后。

49. 做完手术后手/脚的功能可能受损，有没有两全其美的方法

术后手/脚功能受损可能是因为肿瘤侵犯重要血管或神经。软组织肉瘤手术，根治性是第一原则，在保证根治的情况下，再考虑功能性。如果担心手术后影响功能，最好就诊于有经验的软组织肉瘤手术中心，评估保护功能的可行性，必要时在保护功能的情况下术后联合放疗，降低术后复发率。

50. 能不能尝试靶向治疗

靶向治疗目前在软组织肉瘤中有效率为 20%~30%，一般共识是应用于晚期患者。对于早中期患者，世界范围内没有专家共识认为应早期应用靶向治疗。过早地应用靶向治疗，不一定能取得控制效果，同时，却可能需要承受靶向治疗相应的副作用，如高血压、肾功能损伤、手足综合征等，甚至有可能造成肿瘤耐药。因此，除非是正规机构开展的临床试验，否则不建议早中期患者过早应用靶向治疗。

（谭智超）

51. 软组织肉瘤有哪些症状

软组织肉瘤通常表现为逐渐生长的无痛性包块，隐匿性强，病程可从数月至数年，当肿瘤逐渐增大压迫神经、血管时，可相应出现疼痛、麻木，甚至肢体水肿等症状。软组织肉瘤的特点有边界不清，活动度差和质地较硬韧。而且肿瘤表面可能会有曲张的静脉，皮肤的温度也会较其他部位升高。还有一部分软组织肿瘤会生长在腹腔内或者腹膜后，因肿瘤深在，通常没有可感知的症状，不易被发现，当肿瘤侵犯或压迫周围组织器官时，可导致疼痛、下肢肿胀、食欲减退或体重减轻，甚至肠梗阻或者肾积水等症状。

52. 软组织肉瘤对身体有什么危害

软组织肉瘤局部的占位效应可引起肢体的活动不适及功能障碍，侵犯和压迫邻近神经、血管，可导致疼痛及肢体水肿等症状。位于胸腔和腹腔的肿瘤可侵犯或压迫邻近脏器，影响呼吸、消化以及脏器功能。软组织肉瘤是一种恶性肿瘤，其更严重的危害是发生远处转移，可转移到肺、肝、骨、脑、淋巴结等器官，引起相应器官损害，甚至危害生命。

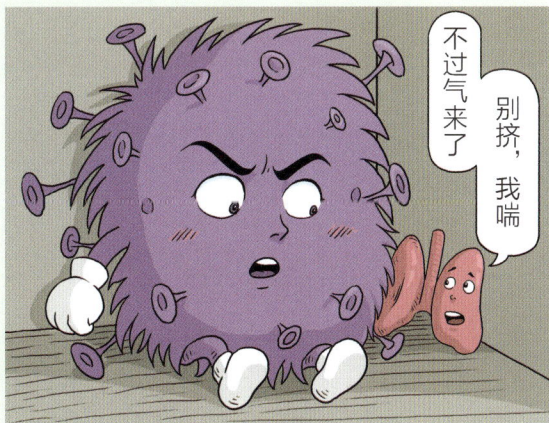

53. 软组织肉瘤会转移吗，一般转移到什么地方

软组织肉瘤是一种恶性肿瘤，可以发生转移。软组织肉瘤主要转移方式是血行转移，最常发生肺部转移，腹腔的肉瘤则更易转移到肝脏和腹膜。其他容易发生转移的部位包括脑、骨等。某些类型的软组织肉瘤可发生淋巴结转移。因此软组织肉瘤一经诊断，需完善包括脑部在内的全身检查，以充分评估病情。

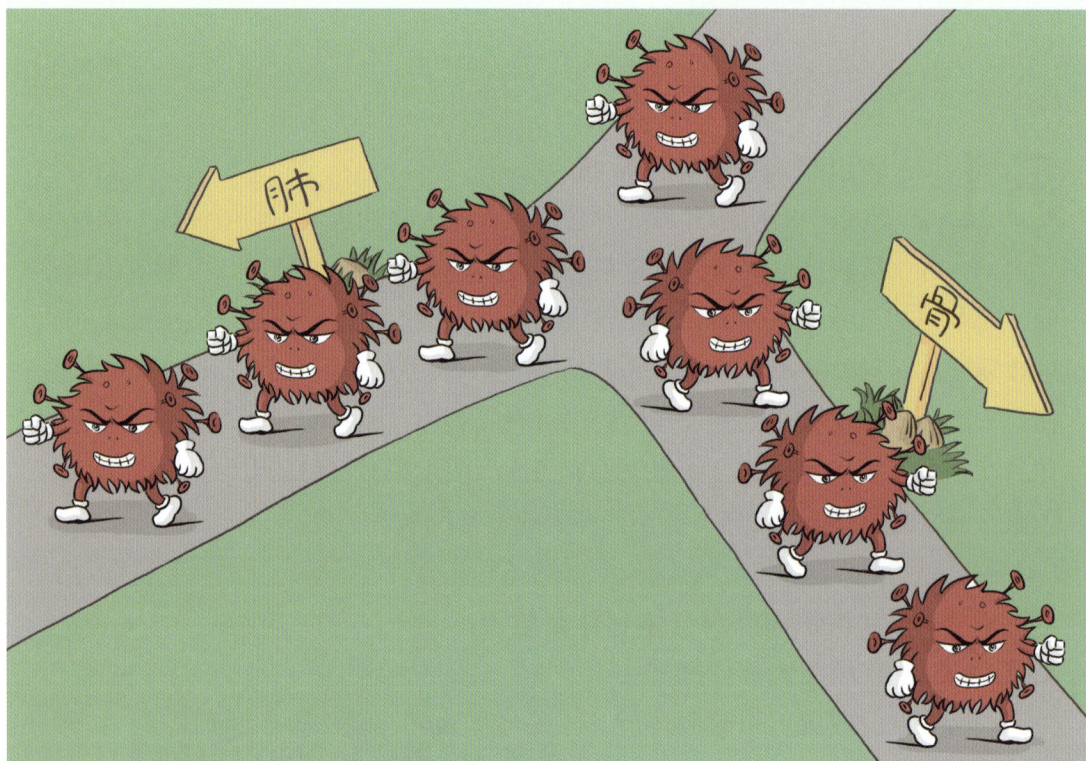

（王新宇）

54. 靶向治疗是什么

靶向治疗是肿瘤最新的治疗方法之一，它与传统药物治疗最大的不同就在于其作用机制上。常规化疗药物是通过对细胞的毒害发挥作用的，由于不能准确识别肿瘤细胞，往往"杀敌一千自伤八百"。靶向治疗是针对已经明确的特定致癌位点进行精准的治疗，药物进入体内会特异地选择致癌位点

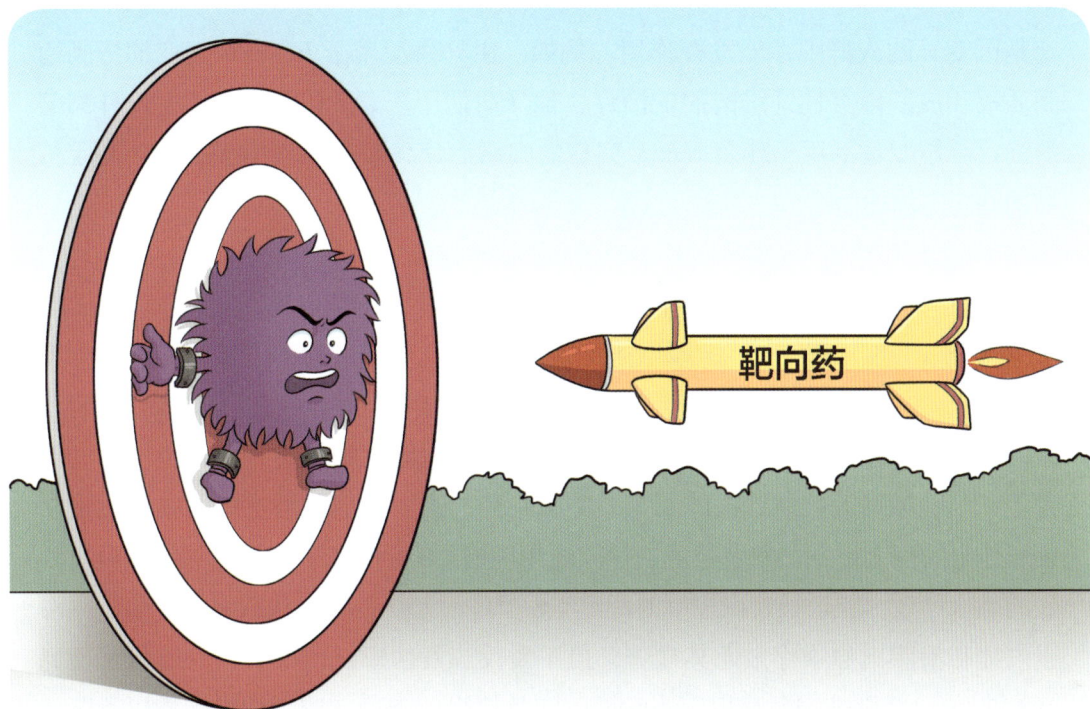

相结合发生作用，使肿瘤细胞特异性死亡，而不会波及肿瘤周围的正常组织细胞，所以分子靶向治疗又被称为"生物导弹"。因此靶向治疗具有专一性、特效性的特点，而且副作用相对较小。随着医学发展和科学研究的深入，分子靶向药物在临床取得诸多突破，数十个药物获批上市，为广大肿瘤患者带来福音。

55. 软组织肉瘤都有什么靶向治疗方法

在软组织肉瘤领域，有潜力的治疗靶点和异常的信号通路被不断发现。已有约 100 多个和软组织肉瘤发生发展相关的潜在靶点被报道，这些靶点涉及细胞的多种生理过程。根据作用机制的不同，作用靶点大体可以分为抑制血管生成和其他的细胞通路两大类。血管生成参与了绝大多数实体瘤的发生和发展，因此，抑制血管生成的药物大部分都是偏广谱的，也是最早被开发、种类最多的，并有一些已经得到了美国 FDA 和我国国家药品监督管理局批准用于软组织肉瘤的治疗。例如培唑帕尼于 2012 年被批准用于非脂肪源性软组织肉瘤的治疗；安罗替尼于 2018 年被批准用于晚期软组织肉瘤的治疗。细胞通路靶向药物作用于特定的变异基因或其下游的产物，因此需要在一定的肉瘤亚型或者具有特定基因变异的人群中才能发挥作用。例如，伊马替尼用于 *PDGFR* 突变的胃肠道间质瘤和皮肤隆突性纤维肉瘤的治疗；他泽司他用于 *INI* 基因缺失的上皮样肉瘤的治疗；拉罗替尼用于伴有 *NTRK* 突变的肉瘤治疗；哌柏西利用于 *CDK4* 基因扩增的脂肪肉瘤的治疗。

56. 软组织肉瘤的靶向治疗效果怎么样

近年来，靶向药物治疗软组织肉瘤取得了可喜的进展，尤其是抑制血管生成的靶向药物。例如，对于血管肉瘤，抗血管生成药物有不错的效果，如索拉非尼、贝伐珠单抗；对于腺泡状软组织肉瘤，也推荐使用安罗替尼和培唑帕尼等抗血管生成药物。中国制造的安罗替尼问世是中国在肉瘤治疗领域作出的巨大贡献。安罗替尼治疗软组织肉瘤ⅡB期临床研究数据显示其具有较好的临床疗效，能延长疾病控制时间约 4.8 个月，尤其在腺泡状软组织肉瘤、平滑肌肉瘤和滑膜肉瘤中疗效尤其显著，且不良反应发生率低。国家药品监督管理局（NMPA）已经批准安罗替尼用于晚期腺泡状软组织肉瘤、透明细胞肉瘤以及既往至少接受过蒽环类化疗方案治疗后进展或复发的其他晚期软组织肉瘤的治疗。

另外，针对具有特殊基因突变软组织肉瘤的靶向药物也取得了不错的效果。高分化/去分化脂肪肉瘤因常出现 *CDK4* 扩增，对 *CDK4/6* 抑制剂哌柏西利有一定的响应率。90% 上皮样肉瘤具有 *INI1* 基因功能的失活，将诱导另一个甲基化调节蛋白 EZH2 上调，而 EZH2 抑制剂药物他泽司他可有效提高疾病控制率。恶性血管周上皮样细胞肿瘤是一种难治性肿瘤，因常伴有 PIK3CA 通路的异常而推荐使用西罗莫司、依维莫司和替西罗莫司等药物。另外，对于 *NTRK* 基因融合突变的肉瘤，拉罗替尼疗效较好，有 90% 左右的患者能够得到疾病控制。

57. 靶向治疗都需要进行基因检测吗

不是所有的靶向治疗都需要进行基因检测。

分子靶向药物根据其作用机制可分为"泛靶点的靶向药物"和"特定靶点的靶向药物"两大类。泛靶点的靶向药物针对肿瘤细胞上的多种蛋白质起作用，其中大多数是针对酪氨酸激酶的受体，抑制血管生成，从而达到控制肿瘤生长的效果。软组织肉瘤常用的靶向药物，例如安罗替尼、阿帕替尼和培唑帕尼等，都是属于这一类的药物。要使用这些靶向药物，通常不需要进行基因检测。

　　特定靶点靶向药物只针对肿瘤特定基因突变所表达的某一特定蛋白质，因此必须有该基因突变才会有治疗效果。这一类的靶点通常比较单一，针对性强，所以检测到有此靶点，一般治疗效果会很好。我们常说的靶向药物基因检测，多数是指针对这一类药物的检测。

　　基因检测可以单纯检测某一特定的基因，也可以覆盖所有的已知的存在治疗意义的基因。软组织肉瘤的类型众多，并没有具有共性的特定基因突变，因此如果要做基因检测，大多是推荐 Panel 的检测；只有在肉瘤亚型明确，且存在有潜在治疗意义的高频突变时才考虑做单个基因的检测。例如脂肪肉瘤可以单独检测 CDK4 基因和 MDM2 基因，上皮样肉瘤可以单独检测 INI 基因，皮肤隆突性纤维肉瘤可以单独检测 PDGFR 基因。

58. 服用安罗替尼有哪些注意事项

　　安罗替尼的常规服用方法为每天 12mg，早餐前空腹口服，连吃 14 天，停 7 天。服药期间注意多休息，多吃蔬菜水果，多吃营养丰富容易消化的食物，禁食辛辣和刺激性食物。用药期间禁食西柚、葡萄柚和杨桃。

　　服药期间需要每天监测血压，一般每天上、下午各一次；如果血压超过 140/90mmHg，一般建议用药干预，最常见的药物为沙坦类药物，如果依然控制不良，可以联合硝苯地平或氢氯噻嗪。每 3 周复查一次血常规、生化全项、尿常规及甲状腺功能；每 2~3 周期（6~9 周）复查一次有肿瘤的部位，评估治疗效果。用药期间需要注意观察副作用并及时处理。

59. 靶向治疗有什么副作用，如何处理

　　最常见的副作用包括高血压、甲状腺功能减退、手足反应、腹泻、口腔溃疡、蛋白尿等。出现不良反应，需要及早找主治医师就诊，进行相应的处理。

60. 靶向治疗需要用多久

　　目前，大部分软组织肉瘤的靶向治疗主要用于晚期软组织肉瘤的患者，也就是已经发生转移或者是虽然没有转移但是局部的肿瘤无法切除的患者。对于刚做完手术，体内没有肿瘤的患者是不推荐使用靶向药的，因为没有依据证实使用靶向药能降低复发及转移率。因为靶向药主要用于晚期恶性

肿瘤,所以一旦使用,大多需要一直用下去。像常用的抗血管生成药物,如安罗替尼、伊马替尼、培唑帕尼、贝伐珠单抗等,一般需要使用至病情进展或出现不能接受的副作用为止。

如果因为肿瘤比较大,需要术前应用靶向药物,一般是术前应用靶向治疗2~4周期,手术切除后不建议再继续靶向治疗。

61. 什么是免疫治疗

恶变细胞能通过多种机制逃避机体的免疫监视,在体内迅速增殖而形成肿瘤。因此,恢复正常的免疫监视功能是免疫治疗追求的目标。肿瘤的免疫治疗旨在激活人体免疫系统,依靠自身免疫功能杀灭癌细胞和肿瘤组织。与以往的手术、化疗、放疗和靶向治疗不同的是,免疫治疗针对的靶标不是肿瘤细胞和组织,而是人体自身的免疫系统。

免疫治疗在肿瘤领域最早应用的正是肉瘤,1891 年 William B Coley 向肉瘤患者注射丹毒链球菌和原芽孢杆菌的混合毒素,观察到了肉瘤的消退,证明免疫治疗是治疗肉瘤的一种可能。之后的一个多世纪里,肿瘤治疗以手术和放化疗为主。直到 20 世纪末,免疫治疗才继续得到重视,并在近二十年来取得了长足的发展,尤其是免疫检查点抑制剂的出现,使得很多晚期肿瘤患者看到了希望。根据治疗所用的制剂,可分为分子治疗、细胞治疗和免疫调节剂治疗。分子治疗主要包括单/多克隆抗体、分子疫苗和细胞因子;细胞治疗主要包括细胞疫苗和过继免疫细胞治疗;免疫调节剂主要包括卡介苗、白介素和胸腺肽等。

62. 软组织肉瘤的免疫治疗效果如何

大部分软组织肉瘤都属于"冷肿瘤",这类肉瘤内浸润的免疫细胞不如其他一些对免疫治疗敏感的恶性肿瘤。从目前的临床研究数据看,软组织肉瘤对于免疫检查点抑制剂(ICIs)的整体反应率不高,不足 10%。但是一些特殊类型的肉瘤已经表现出来一定效果。例如,大约 1/4 的未分化多形性肉瘤对 PD1/PDL1 单抗有效,腺泡状软组织肉瘤对于 PD1/PDL1 单抗的反应率接近20%。其他亚型的软组织肉瘤对 PD1 单抗的反应率较低,尽管没有具体的有效率数据,但是在血管肉瘤、滑膜肉瘤、平滑肌肉瘤等比较常见的亚型中都见过有效病例的报道。另外,联合化疗、靶向治疗、放疗、溶瘤病毒治疗等,都有可能将冷肿瘤转变成"热肿瘤",从而提高免疫治疗的效果。除了免疫检查点抑制剂,在滑膜肉瘤中，针对 NY-ESO 和 MAGE-A4 的过继性 T 细胞疗法（TCR-T）也取得了很好的疗效，疾病控制率都接近或超过 90%。

63. 免疫治疗有什么副作用

免疫治疗能够强烈地激活免疫细胞攻击癌细胞，治疗癌症。但在这个过程中，T 细胞也会偶尔出错攻击一些正常细胞，给人体带来免疫相关的副作用。尽管发生副作用的概率不高，但是一旦发生，可能会非常严重。全身任何器官都会出现免疫不良反应。在实际临床治疗中，不良反应主要表现为高热、皮肤毒性（红疹、斑片或者是瘙痒）、免疫性肠炎（腹泻）、免疫性垂体炎、免疫性甲状腺炎（甲亢或甲减）、免疫性肺炎（咳嗽、胸闷、呼吸困难）、免疫性心肌炎（心慌、乏力、心律失常）、免疫性肝炎、免疫性肾炎、免疫性关节炎等。免疫治疗的副作用与化疗的副作用表现不一样，不同的药物表现出来的症状和发生的概率是不一样的，不同的肿瘤对同样的药物表现出来的不良反应也可能是不一样的。而且这些不良反应出现的时间可能完全不一样，有的可能在很早就出现了，另外有一些可能是用药几周以后出现，甚至有的是在停药以后才出现的。所以对于免疫相关的副作用，我们特别提倡预防评估的动态观测，及时发现患者的这些症状，虽然这些症状都是非特异性的，但是经过判断，只要认为跟免疫相关，需要及时停药，并且对患者进行一些激素治疗，通过这些步骤，可以最大限度地把免疫治疗的不良反应控制在可预防、可观测和可治疗的范围之内。

64. 有什么指标能预测免疫治疗效果

近年来，随着多种 PD-1/L1 免疫治疗药获批上市，免疫治疗成为抗癌的热门方法。但是免疫治疗的整体有效率比较低，只有小部分癌症患者能从免疫治疗中获得明显疗效。因此，在选择免疫治疗前，准确预测疗效很关键。如何才能提前知道患者做免疫治疗的效果好不好呢？目前发现如下一些指标可能和免疫治疗的效果有关：

（1）PD-L1 蛋白表达水平是目前证据最充分的疗效预测指标：免疫治疗的机制就是通过抑制肿瘤细胞表面 PD-L1 蛋白的功能，从而增强免疫细胞对肿瘤细胞的杀伤力，产生抗癌作用。因此，一般来讲，PD-L1 蛋白表达水平越高，免疫治疗的效果越好。

（2）肿瘤突变负荷（TMB）代表人体内每百万个碱基中发生配对错误的数量：肿瘤突变负荷高的肿瘤细胞，具有较高的新抗原水平，有利于免疫系统识别肿瘤并刺激抗肿瘤 T 细胞的增殖和抗肿瘤反应。因此，肿瘤突变负荷越大，免疫治疗有效率就越高。

（3）微卫星不稳定（MSI）通常由参与 DNA 错配修复（MMR）的几个基因来表示，代表的是 DNA 复制及损伤过程中自我修复的能力。高度微卫星不稳定的患者，参与错配修复的基因发生了突变，DNA 修复能力下降或缺失，容易发生自发的突变，形成肿瘤。有临床数据显示，在多种不同的肿瘤中，高度微卫星不稳定性（MSI-H）的患者对免疫治疗的效果要显著高于微卫星稳定（MSS）者。因此美国 FDA 已批准帕博利珠单抗治疗成人和儿童晚期或转移性实体肿瘤，包括肉瘤。

65. 免疫治疗需要持续多长时间

关于这个问题目前没有统一的答案，对于晚期癌症患者，如果免疫治疗的效果良好，一般建议持续 2 年或以上。但是如果免疫治疗的效果特别好，肿瘤消退达到完全缓解，免疫治疗是否一定要持续 2 年目前医学界仍有争议。有的医生认为，肿瘤完全缓解后免疫治疗再持续 6 个月即可。软组织肉瘤的有效率不高，所以大部分患者经过免疫治疗后肿瘤并不能得到控制，这种情况下一般不建议长期使用免疫治疗，因为随着时间的延长，免疫治疗相关的不良反应发生风险也会相应增加。另外，还需要考虑经济因素，由于免疫治疗的费用高，很多患者在接受免疫治疗几个月至 1 年后，因为经济原因不得不停药。即使是这样，接受了免疫治疗的患者，相比完全没有做免疫治疗的患者，获益也更大。因为如果免疫治疗后肿瘤得到缓解，缓解维持时间将很长。

66. 如何判断免疫治疗有没有效果

免疫系统的激活需要时间，然后才能作用于肿瘤细胞。所以免疫治疗是需要时间才能看到疗效的。相对于传统化疗，免疫治疗出现治疗缓解的时间偏晚，大部分发生在初次用药后半年内，也有少数发生在半年以上。但是，PD-1 单抗一旦起效，持续的时间会比较长。在免疫治疗的过程中，疗效评估跟其他治疗有些不同，肿瘤有可能先变大，然后再变小。肿瘤先大后小的这种情况，实际上也是有效的一种，但如果肿瘤持续增大，就是无效的一种反应。对于肿瘤先增大，然后缩小，我们可以把增大的过程称为假性进展。发生这种情况的时候，在影像上可能表现出肿瘤的体积增大，但如果这个时候做穿刺检查，就会发现肿块里面不是肿瘤细胞在增多，而是炎性细胞在增多。随着后续治疗，肿瘤细胞被炎性细胞消灭以后，肿瘤会逐渐缩小。假性进展和真性进展，有时候从出现的时间、影像上的表现都很难判断，所以多数情况下要结合患者的一般情况来评估。对于假性进展，一定要继续治疗两个周期以后再评估。如果继续用药两个周期以后，肿瘤还在持续进展，这个就一定不是假性进展，说明肿瘤对免疫治疗无效，需要停药。

67. 什么情况下不适合免疫治疗

尽管近些年来免疫治疗在肿瘤领域非常热门，但是整体有效率比较低，只在不到 20% 的患者中有效。而且在部分情况下患者并不适合免疫治疗，比如：

（1）器官移植者：如果使用免疫检查点抑制剂可能过度激活免疫功能引起宿主抗移植物的排异反应，造成移植器官的衰竭。

（2）自身免疫性疾病：如系统性硬化症、系统性红斑狼疮等，有可能在接受免疫治疗后出现原发病症状的恶化以及出现新的免疫症状，有时会危及生命。

（3）不可控制的感染性疾病：如果存在不能控制的感染性疾病，比如活动性肺结核、败血症等，暂时不可以使用免疫治疗，必须待感染控制后再评估。

（4）妊娠期或哺乳期妇女：妊娠期妇女如果接受免疫治疗，有可能会打破免疫耐受，导致流产、死胎和新生儿死亡的风险增加。

（5）使用免疫治疗出现过 4 度以上不良反应者，好转后再次使用免疫治疗发生严重不良反应的风险很高。

（6）特殊基因表达的患者：有研究显示，*MDM2* 家族扩增和 *EGFR* 突变患者免疫治疗后容易发生超进展，应谨慎使用。

（7）终末期患者：这部分患者身体的免疫系统接近衰竭状态，不容易对免疫治疗产生效应，起效率很低。

68. 有什么办法可以增加免疫治疗的效果

虽然目前的单药治疗在某些肿瘤中已取得很好的效果，但是有效率仍然较低，在大部分实体瘤中只有 10%~30%。因此，免疫组合疗法成为新的研究热点，通过与其他疗法的联合使用提高疗效，扩大受益人群。免疫联合放化疗是一个重要的研究方向，放化疗往往可以较快地破坏肿瘤细胞，将肿瘤抗原暴露出来，从而激活 T 细胞，增加肿瘤内部的淋巴细胞浸润，使"冷肿瘤"转变为"热肿瘤"，这样有助于免疫治疗充分发挥作用，协同增效。抗血管生成药可以调节肿瘤组织内部血管的生成，改变肿瘤组织内部血供情况，使得肿瘤血管正常化或接近正常状态。血管正常以后就能分泌黏附分子，这些黏附分子就能将免疫细胞带到肿瘤组织内部，进而杀死这些肿瘤细胞，提高免疫治疗的效果。免疫检查点抑制剂强强联用，可以获得更好的临床收益，这在临床上已经获得证实。最常用的联合方式为 CTLA-4 抑制剂和 PD-1/PD-L1 抑制剂的联合，已经在黑色素瘤、肾癌及非小细胞肺癌等多种恶性肿瘤中显示了良好的效果，部分适应证已获得 FDA 批准。

（刘佳勇）

第二部分　分论

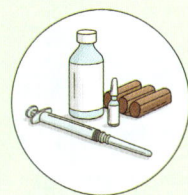

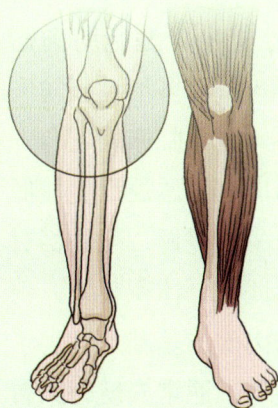

一、软组织肉瘤

（一）脂肪肉瘤

1. 什么是脂肪肉瘤

脂肪肉瘤（liposarcoma，LPS）是一类来源于脂肪组织的恶性肿瘤，是成人最常见的肉瘤之一，约占所有软组织恶性肿瘤的10%~20%。脂肪肉瘤需要与脂肪瘤鉴别，脂肪瘤是最常见的良性软组织肿瘤，通常位置比较浅表，生长缓慢，可以表现为多发性甚至对称性，一般体积比较小；而脂肪肉瘤大多为单发，位置较深，会持续增大甚至出现压迫症状。脂肪肉瘤的病因至今不明，可能与外伤、血肿、病毒感染及放射治疗有一定关系，由脂肪瘤恶变而来者罕见。脂肪肉瘤大多发生于肢体的肌肉深层或者是胸腹部的体腔内，因为没有什么典型的疼痛症状，一般都是长得很大之后才被发现，尤其是腹膜后的脂肪肉瘤，经常初次发现时就在10cm以上。脂肪肉瘤的预后与肿瘤的病理类型，分化程度，肿瘤的部位、大小及治疗方法有密切关系。脂肪肉瘤的治疗主张以手术治疗为主，化疗可作为手术和放射治疗的一种辅助疗法；脂肪肉瘤的预后与病理类型相关，其恶性程度相差很大。

2. 脂肪肉瘤有哪些类型

脂肪肉瘤是一类异质性很强的肿瘤，根据新版的WHO分类，脂肪肉瘤可以分为4种类型：非典型脂肪瘤性肿瘤/分化良好型脂肪肉瘤（ALT/WDL）、去分化脂肪肉瘤（DDL）、黏液性/圆细胞脂肪肉瘤和多形性脂肪肉瘤。不同类型的脂肪肉瘤具有不同的基因背景，恶性程度不一样，临床表现有一些差异，治疗方式和预后存在很大的差别。分化良好型脂肪肉瘤是恶性程度最低的脂肪肉瘤，常表现为大的、界线清楚的分叶状肿物，一般生长缓慢，但是相对于良性脂肪瘤，分化良好型脂肪肉瘤大多位于肌肉深层或肌间隙，体积较大，更常见为单发肿物。去分化脂肪肉瘤指的是在分化良好型脂肪肉瘤的基础上发生了恶性转变，出现了恶性程度更高的肉瘤成分。因此，临床表现上通常表现为原有缓慢增长肿物出现了生长加速，一般为大的多结节性黄色肿物，含有散在的、实性、常为灰褐色的非脂肪性区域。典型的黏液性/圆细胞脂肪肉瘤表现为四肢深部软组织内大的、无痛性肿物，界线清楚，常为多结节状。肿瘤的恶性程度与其内部黏液性细胞和圆细胞的比率有关，黏液性细胞为主的恶性程度低，而圆细胞为主的恶性程度高。虽然这两类细胞在形态上差别很大，但是由于它们具有相同的遗传背景，就是伴有 *FUS-DDIT3* 融合基因的形成，因此将它们归为一大类。多形性脂肪肉瘤是一种比较少见的亚型，肿物质地较硬，通常为多结节状，切面白色至黄色。大多数肿瘤由多形性梭形肿瘤细胞和束状排列的梭形、较小的圆形细胞构成，其中混杂有多核巨细胞和多形性多空泡脂肪母细胞。

3. 脂肪肉瘤的易患人群有哪些

不同类型的脂肪肉瘤，易患人群有所不同。分化良好型脂肪肉瘤和去分化脂肪肉瘤是中老年人最常见的脂肪肉瘤，51~70 岁是发病高峰年龄，男女发病率相同。黏液性脂肪肉瘤约占所有脂肪肉瘤的 1/3~1/2，与分化良好型脂肪肉瘤和去分化脂肪肉瘤不同，这种类型的肿瘤发生于较年轻的患者，发病高峰为41~50 岁，男女比例也无明显差异。

4. 脂肪肉瘤的病因是什么

导致脂肪肉瘤的主要因素尚不明确，主要是遗传因素，例如染色体易位、基因融合，创伤、辐射等。其他与外伤、血肿、病毒感染及放射治疗等有一定关系。

5. 脂肪肉瘤的症状有哪些

脂肪肉瘤无特异性临床表现，只有当肿瘤变大对周围脏器产生推挤或侵犯时才会表现出相应的临床症状。比如当脂肪肉瘤发生于腹膜后时，可伴有消化道压迫症状，如腹痛、腹胀，停止排气排便，食欲下降等，故而确诊时肿瘤多已为中晚期。

6. 脂肪肉瘤的诊断依据是什么

脂肪肉瘤属于异质性肿瘤，根据其组织病理学特点主要分为 4 种类型，即非典型脂肪瘤性肿瘤/分化良好型脂肪肉瘤（ALT/WDL）、去分化脂肪肉瘤（DDL）、黏液性/圆细胞脂肪肉瘤和多形性脂肪肉瘤。临床上脂肪肉瘤的诊断需结合影像学及病理检测结果，具体来看，分化良好型脂肪肉瘤影像学上主要表现为以脂肪密度或信号为主的肿块，其内可见分隔，边界通常较清晰，增强后仅见分隔或边缘轻微强化，因其分化较好，所以肿块内脂肪成分一般大于 75%。而去分化脂肪肉瘤（DDL）以实性肿块为主，含有或多或少的脂肪信号，肿瘤内脂肪成分约占 25%~50%，因去分化脂肪肉瘤可含有多种成分，根据其去分化的程度，在影像学检查中可发现纤维结构、肌肉成分、骨或软骨成分等。黏液性脂肪肉瘤以囊性为主，内含较大量的黏液成分，信号介于水与软组织之间，含少量的脂肪密度或信号影，增强后表现为网状或絮状轻度强化。其内以黏液为主，脂肪含量约占 10%~25%。多形性脂肪肉瘤较罕见，约占脂肪肉瘤的 5%~10%。影像学表现为不均质的软组织肿块影，其内可见坏死，增强后显示为不均匀强化。因其可能含有多种成分，恶性程度较高，因此难以通过 CT 或 MRI 确诊，需要通过病理检查明确诊断。

7. 诊断脂肪肉瘤需要做哪些检查

诊断脂肪肉瘤的检查包括彩超、X 线、活检、CT 和 MRI 等。脂肪肉瘤彩超提示有不规则低回声肿物，X 线检查可见软组织肿大影，CT 通常用于评估肿块的位置及其与周围组织的关系。MRI 可以显示肿块本身的特征，这可能有助于诊断良性和恶性软组织肿块之间的差异。另外诊断脂肪肉瘤的最关键步骤是对所关注的肿块进行活检。活检是指从肿瘤中取出组织以便在显微镜下进行观察，以评估组织是否具有肿瘤特异性特征。

8. 脂肪肉瘤的治疗原则是什么

目前，各亚型脂肪肉瘤的主要治疗手段仍是手术切除。手术范围依病灶发生部位和相关组织病理学类型而定。与其他所有肉瘤一样，手术强调实现肿瘤的完整切除。而手术完整切除的范围则根据肿瘤发生部位和类型的不同而差异明显。分化良好型脂肪肉瘤后期常表现为一个巨大的肿块，初次手术时常可发现其由一层纤细薄膜或假包膜包绕，这种情况下行单纯的完整切除手术已足够。而对于高级别的肉瘤则强调扩大手术范围，切除包括肿瘤边缘以外 2cm 的正常组织，但邻近的神经、血管组织结构会限制扩大切除的范围。此时应强调肢体功能的保留和延续，因为局部复发可能对患者长期生存仅产生有限影响。另外，研究表明分化良好型脂肪肉瘤对于化疗的反应很差，而去分化脂肪肉瘤的反应率也极低，显而易见此类肿瘤并不适合进行化疗。但考虑到多形性脂肪肉瘤与多形性未分化肉瘤的相似之处，且其对多柔比星联合异环磷酰胺化疗方案敏感，一旦诊断确立，对于高危病例，应当根据个案特点使用辅助治疗。最后，在不同的临床情况下，对于脂肪肉瘤是否应行放疗仍存在争议，目前支持放疗方案的数据和证据有限。

9. 脂肪肉瘤放化疗效果如何

研究表明分化良好型脂肪肉瘤对于化疗的反应很差，去分化脂肪肉瘤的反应率也极低，显而易见此类肿瘤并不适合进行化疗。但考虑到多形性脂肪肉瘤与多形性未分化肉瘤的相似之处，且其对多柔比星联合异环磷酰胺化疗方案敏感，一旦诊断确立，对于高危病例，应当根据个案特点使用辅助治疗。

10. 脂肪肉瘤能治愈吗

脂肪肉瘤相关的组织学分型所对应的死亡率变化非常大，据文献报道从 1%~90% 不等，这充分说明了组织学分型的重要性。该病复发常见，主要取决于肿瘤的发病部位和组织学类型这两点，而这两点所包含的范畴都很广泛。除组织学分型外，组织学分级对预后判断也是一个主导因素，其常可反映肿瘤分化或去分化的程度。肢体 ALT 总死亡率接近零，腹膜后分化良好型脂肪肉瘤的总死亡率大于 60%，平均生存期 6~11 年。同样去分化脂肪肉瘤位于腹膜后者预后也差，随访 10~20 年几乎全部复发，15%~20% 血行转移，其 5 年死亡率 28%~30%，10~20 年死亡率更高。多形性脂肪肉瘤转移率 30%~50%，死亡率 40%~50%，临床进展迅速，可导致患者短期内死亡，相比较去分化脂肪肉瘤病程较长。肿瘤大小和深度、核分裂（大于 20/10 个高倍视野）、坏死与预后相关。

（刘佳勇）

（二）滑膜肉瘤

1. 什么是滑膜肉瘤

滑膜肉瘤是一种起源于间充质干细胞、肌肉组织或神经组织的罕见恶性肿瘤，约占所有软组织肉瘤的 8%，偶见其原发于骨组织。虽然称为滑膜肉瘤，但该疾病起源与滑膜组织无关，也不表达滑膜标志物。

2. 滑膜肉瘤会不会遗传

滑膜肉瘤具有明确的遗传病理学特征，95% 以上的患者存在特征性染色体易位（X；18）（p11.2；q11.2），涉及基因为 SS18 和滑膜肉瘤 X 染色体断点基因（synovial sarcoma X chromosome breakpoint，SSX）（包括 SSX1、SSX2、SSX4），形成 SS18-SSX 融合基因，继而生成多种 SS18-SSX 融合蛋白，这种融合基因对肿瘤的分类和预后判断有帮助，但目前没有证据证明，这种染色体异位会遗传给后代。

3. 滑膜肉瘤应该如何治疗

滑膜肉瘤的局部控制情况和最初外科切除是否有足够的切除范围直接相关，单纯局部切除而不进行辅助治疗，无法阻止肿瘤的生长和扩散。多数学者选择广泛切除作为患者的治疗方式，包括根治性局部切除（切除整块的肌肉或肌肉群）和截肢，术式取决于肿瘤大小及其部位。滑膜肉瘤最常见于大关节附近，这一部位的肿瘤常无法进行根治性的局部切除，选择肿瘤局部切除并辅以放疗更优于截肢手术。

滑膜肉瘤为化疗敏感性的肉瘤，有效治疗药物包括异环磷酰胺、阿霉素或表柔比星等，药物对 50% 的患者部分或者完全有效，滑膜肉瘤潜在的靶向治疗药物也为人们所关注，如培唑帕尼、阿帕替尼、安罗替尼等。研究表明，人 IgG4 抗 PD-1 单克隆抗体纳武单抗能够在转移性肉瘤中发挥抗肿瘤作用。亦有研究表明，在未选择的肉瘤人群中单独使用纳武单抗的疗效非常有限，目前尚无针对滑膜肉瘤亚型疗效的分析研究。

4. 滑膜肉瘤能放化疗吗

滑膜肉瘤为化疗敏感性的肉瘤，有效治疗药物包括异环磷酰胺、阿霉素或表柔比星，药物对 50% 的患者部分或者完全有效。最近的回顾性研究结果表明，辅助化疗能够延长Ⅲ期滑膜肉瘤患者的总生存期，但对早期患者无明显影响。鉴于当前研究结果，辅助化疗对局灶性滑膜肉瘤的治疗价值有待明确，但ⅡB/Ⅲ期滑膜肉瘤患者可以尝试应用辅助化疗类似于新辅助化疗。最突出的辅助化疗方案同样是异环磷酰胺联合多柔比星的 AI 方案。曲贝替定是一种从天然海洋生物产物衍生而来的抗癌药，已在欧洲和美国获得批准上市，用于治疗蒽环类耐药的晚期滑膜肉瘤。相关研究报道，该药物治疗滑膜肉瘤患者 6 个月的无进展生存率为 22%~23%，客观缓解率为 15%。

5. 晚期滑膜肉瘤患者能不能进行靶向和免疫治疗

答案是肯定的，最早的软组织肉瘤靶向药物为培唑帕尼，这是一种多靶点 TKI 药物，主要抑制血管内皮生长因子受体 VEGFR1、VEGFR2、VEGFR3 以及 PDGFRα、PDGFRβ、c-Kit，并轻度抑制成纤维细胞生长因子受体 1 和 3。Ⅲ期随机临床试验发现，培唑帕尼能改善滑膜肉瘤患者的预后，使其中位无进展生存期延长约 3 个月。阿帕替尼通过高效抑制 VEGFR2 发挥抑制肿瘤生长活性的作用，是中国首个完全自主研发的新型小分子抗血管生成靶向抗肿瘤药物。已有临床研究对阿帕替尼在骨与软组织肿瘤中的抗肿瘤活性进行探索。研究显示阿帕替尼有望改善晚期滑膜肉瘤患者的生存期。安罗替尼是由我国自主研发的一种多靶点 TKI 药物，主要靶点为血管内皮细胞生长因子受体 2（VEGFR2），并对 VEGFR3、VEGFR1、干细胞因子受体 c-Kit、血小板源性生长因子受体 PDGFRβ 等也有明显的抑制作用；可通过抑制 VEGFR2 介导的下游信号转导，从而抑制肿瘤新血管的生成；同时还可抑制 c-Kit 和 PDGFRβ 下游信号通路，抑制肿瘤生长，目前在国内也已经上市。多项研究证明安罗替尼对多种亚型有广泛的抗肿瘤活性，包括滑膜肉瘤。在免疫治疗方面，2015 年 ASCO 年会上研究者报道了 PD-1 抗体帕博利珠单抗相关Ⅱ期临床试验，研究帕博利珠单抗对 40 例高级别或已转移的 STS 患者的疗效。患者每 3 个星期单用 200mg 帕博利珠单抗，通过影像学检查评估效果。40 例患者中 11 例（27.5%）出现不同程度的肿瘤缩小，其中 6 例达到部分缓解。研究表明，人 IgG4 抗 PD-1 单克隆抗体纳武利尤单抗能够在转移性肉瘤中发挥抗肿瘤作用。亦有研究表明，在未选择的肉瘤人群中单独使用纳武利尤单抗的疗效非常有限，目前尚无针对滑膜肉瘤亚型疗效的分析研究。

（白楚杰）

（三）纤维肉瘤

1. 什么是纤维肉瘤

纤维肉瘤是一种软组织来源的恶性肿瘤。临床比较罕见，恶性程度多为中、高度。

纤维肉瘤可以分为两种类型：婴儿型纤维肉瘤和成人型纤维肉瘤。WHO 将婴儿型定义为中间性、罕见转移的肿瘤，与此相反，成人型纤维肉瘤被归类为高度恶性肿瘤。根据数据库的最新统计，在美国国家癌症研究所的数据中，成人发生的纤维肉瘤占所有成人肉瘤的 3.6%。成人型纤维肉瘤除了经典型，还有几种特殊亚型，比如黏液纤维肉瘤、低级别纤维黏液样肉瘤和硬化性上皮样纤维肉瘤。

2. 纤维肉瘤有什么危害

纤维肉瘤可发生于任何年龄，成人型纤维肉瘤的发病高峰出现在 30~60 岁之间，男性发病率略高于女性。术前病程各异，生长时间从几周到 20 年不等，平均为 3 年。全身均可发病，好发于四肢，尤其是大腿，其次是躯干。主要侵犯深部结构，可能起源于肌内和肌间纤维组织、筋膜和肌腱，少数位于浅表皮下，肿瘤表面被覆完整皮肤，较表浅的肿瘤因生长较快，可引起皮肤破溃。

临床表现无特异性，多数患者表现为局部缓慢增长的孤立、可触及的包块，大小不等，平均大小为 3~8cm，生长缓慢且早期多无明显症状。当浸润性肿瘤压迫周围的组织和/或器官时，就会出现症状。根据肿瘤的位置不同，可能出现排尿障碍、疼痛、血液循环紊乱和活动受限。纤维肉瘤的最后阶段可能伴有厌食、体重减轻和体能下降。

3. 诊断纤维肉瘤需要做什么检查

纤维肉瘤的临床和影像学表现缺乏特异性，术前常规需要穿刺病理明确诊断。

在影像学上，纤维肉瘤表现为非特异性的，常在肌内局限性的卵圆形病变。它的边缘有点不规则。纤维肉瘤的特征是向周围组织压迫性生长。

超声检查可以初步了解肿瘤的大小、深度和血供情况。CT 可表现为边界清楚的肿块，有时无明确包膜，这与肿块压迫周围组织形成假包膜有关，增强扫描后病灶边缘结节区和纤维间隔进行性强化，动脉期可见肿瘤内血管，这种渐进性的强化模式符合纤维组织的强化特征。

MRI 上表现出明显的侵袭性征象，对肿瘤的结构及与周围组织间的关系显示得更清晰。瘤周水肿、坏死囊变及"筋膜尾征"多见。瘤周水肿是肿瘤细胞刺激周围组织而产生的炎症反应，可见不同程度瘤周水肿，MRI 上 T_2WI 呈稍高信号，抑脂序列呈高信号。"筋膜尾征"为肿瘤细胞沿浅筋膜或肌间深筋膜浸润形成的特征性改变，在 T_2WI 上呈稍高信号，增强扫描示肿瘤实质呈明显强化，其内囊变区未见明显强化。坏死囊变在良性、中间性、恶性纤维源性软组织肿瘤中均可出现，多由于肿瘤生长速度过快，血供不足而形成，在 T_1WI 上呈低信号，$FS-T_2WI$ 上呈高信号，增强扫描不强化。

4. 纤维肉瘤应该如何治疗

纤维肉瘤的治疗目前强调综合治疗。常用的方法有手术、放疗、化疗等。

手术切除是纤维肉瘤的标准治疗方法。手术方式取决于肿瘤的部位、大小和恶性程度。如果是肌内局限性软组织肿瘤，应将受影响的肌肉间室整块切除，术后不需要辅助放疗。如果肿瘤非肌肉来源或未侵及肌肉，或者在间室外生长，应进行广泛切除，以减少局部复发的风险。多数文献推荐 2cm 或以上的切缘，但有时肿瘤相邻或累及神经、血管等关键结构，无法获得有效的安全边界，需要进行辅助放疗。对于位置深、级别高、大于 5cm 的肿瘤，强烈建议在 R0 切除术后进行放射治疗。除以上因素外，R0 切除术后辅助放疗的选择建议由多学科讨论决定。在 R1/R2 情况下，应尽可能进行再次手术。

除手术、放疗和/或热疗外，化疗也是主要的治疗手段。软组织肉瘤的辅助化疗备受争议，因此并不是这类肿瘤的标准治疗方法。晚期患者最有可能从中获益。一般来说，纤维肉瘤患者中多数化疗反应不良或无反应。晚期纤维肉瘤患者的化疗是将蒽环类药物作为一线治疗。在这种情况下，阿霉素是应用最广泛的药物。在接受化疗的肉瘤患者中，仅有 4%~11% 的患者的总生存得到改善。与辅助化疗相比，新辅助治疗更有效。高级别纤维肉瘤患者可以通过术前 MAID 方案治疗获益（M-美司钠，A-阿霉素，I-异环磷酰胺，D-达卡巴嗪）。

人们努力寻找新的途径来减缓其复发和转移，并提高肿瘤对化疗药物的敏感性。肿瘤细胞与其微环境之间的相互作用对癌症进展、侵袭和转移很重要。这些微环境被认为对控制肿瘤生长和增强化学敏感性具有很高的治疗潜力。肿瘤的微环境为新的肉瘤治疗带来了希望。多靶点酪氨酸激酶抑制剂盐酸安罗替尼通过靶向肿瘤微环境控制肿瘤发展，目前作为软组织肉瘤的二线治疗，部分纤维肉瘤患者可从中获益。免疫治疗的疗效有待进一步临床研究结果确认。

5. 纤维肉瘤的预后怎么样

纤维肉瘤的侵袭性、对化疗缺乏治疗反应以及肿瘤的高复发率导致了预后不良。

纤维肉瘤的预后评估要考虑患者的年龄，肿瘤的大小、深度和恶性程度，以及肿瘤与神经、血管和骨骼的关系。纤维肉瘤的预后不良因素包括：①组织学评分高；②大量的组织坏死（>50%）；③大量的有丝分裂象（>20/10 个高倍视野）；④局部肿瘤位置深；⑤肿瘤超过 5cm。组织病理分级被认为是最重要的预后指标。有转移风险的高级别纤维肉瘤患者最有可能从辅助治疗中获益。无论分级如何，纤维肉瘤总体 5 年生存率为 40%~60%。低级别肿瘤的 10 年生存率约为 60%，高级别肿瘤的 10 年生存率约为 30%。根据肿瘤的分级、患者的年龄和肿瘤的切缘，复发率在 12%~79% 之间。10%~20% 的肿瘤已充分切除的患者，会在 5 年内复发。9%~63% 的成年型纤维肉瘤患者会有血行转移。肺和中轴骨是血行转移的主要部位。多数转移发生在确诊后 2 年内。肿瘤级别越高，转移风险越高。低级别纤维肉瘤转移相对较少。淋巴结转移很少见，发生率不足 8%，多发生在终末期，常规不需要进行区域淋巴结清扫。

（薛瑞峰）

（四）平滑肌肉瘤

1. 什么是平滑肌肉瘤

平滑肌肉瘤是一种来源于人体平滑肌的恶性肿瘤，占软组织肉瘤的 10%~15%，它是重要的成人肉瘤，常见的病理亚型为子宫平滑肌肉瘤、腹膜后平滑肌肉瘤、血管平滑肌肉瘤。相比于其他亚型的软组织肉瘤，平滑肌肉瘤有着更差的预后。此病的 5 年生存率平均为 41%，早期存活率为 64%，若已转移至身体其他部位，生存率便降至约 13%，故及早发现尤其关键。

2. 子宫平滑肌肉瘤和软组织平滑肌肉瘤是一回事吗

两者都属于平滑肌肉瘤的亚型，生物学行为上有一定差异。

子宫平滑肌肉瘤好发于围绝经期女性，临床表现为阴道异常出血或者排液，伴有异味，部分压迫膀胱的肿瘤引起尿频、尿急。软组织平滑肌肉瘤可以发生于腹膜后、四肢、躯干，男女均可发病，发病年龄 20~45 岁。临床表现比较隐匿，腹膜后肿瘤生长空间大，不容易发现，四肢躯干的软组织占位相对容易发现，患者以无痛性肿块就诊居多。两者总体治疗原则一致，早期以手术为主，中期以综合治疗为主，晚期以药物治疗为主。

3. 什么人容易得平滑肌肉瘤

平滑肌肉瘤更常见于女性，大约 2/3 的腹膜后平滑肌肉瘤病例和多于 3/4 的腔静脉平滑肌肉瘤病例发生于女性。目前已经发现，女性平滑肌组织的生长和增殖与妊娠和雌激素刺激是一致的。儿童极少发生此类肿瘤，至于儿童的平滑肌肉瘤是否预后较好，结论尚不一致。

从分子生物学角度，平滑肌肉瘤的发生和 *RB1* 基因突变有关。*RB1* 突变有照射性和非照射性之分，平滑肌肉瘤为非照射性突变，由于此类平滑肌肉瘤的发病部位远离照射位点，所以它们的发生与 *RB1* 突变直接相关，而非照射所致，它可以作为一种继发性恶性病变出现于双侧（遗传性）视网膜母细胞瘤患者中。

4. 平滑肌肉瘤会不会遗传

平滑肌肉瘤一般不会遗传。

癌症面前的确人人平等，但也有部分人在出生时，就已经成为癌症的

"候选者"，他们就是有癌症家族史的人。大量数据都证明，癌症具有家族遗传和聚集倾向，这又可划分为两大部分，第一为遗传性肿瘤，第二则是因为具有遗传易感性基因。

5. 平滑肌肉瘤应该如何治疗

目前平滑肌肉瘤的治疗采取以手术为主，综合化疗、放疗、靶向治疗、免疫治疗的多学科治疗模式。建议患者前往肉瘤专科医院的专业科室就诊。

对于早期肿瘤患者，肿瘤的完整切除术伴或不伴其他脏器联合切除是标准治疗方法。手术中应整块切除肿瘤，尽量避免术中破裂、分切或肿瘤溢入腹膜腔。对于中期患者，采取以手术为主的综合治疗，局限性或全身性治疗的选择是有限的。术后辅助放疗效果有限，对于腹膜后平滑肌肉瘤，因腹腔内肠道对放疗不耐受，一般不推荐辅助放疗。对于躯体软组织平滑肌肉瘤，如果术后切缘阳性可以考虑局部放疗。全身化疗作用有限，一般肿瘤恶性程度较高、肿瘤体积较大的患者，可尝试术后化疗降低复发率。我们的经验是肿瘤恶性程度为 G2，肿瘤超过 10cm 或者肿瘤恶性程度为 G3，肿瘤超过 5cm 或者肿瘤的高危患者进行术后辅助化疗。

对于无法切除和转移性软组织平滑肌肉瘤的患者首先考虑全身治疗，包括化疗、靶向治疗、免疫治疗。大多数研究化疗在软组织平滑肌肉瘤中疗效的试验都是针对晚期或复发性疾病的患者进行的。阿霉素单药还是与异环磷酰胺联合用药，以及吉西他滨-多西紫杉醇联合用药仍是治疗该疾病的标准一线细胞毒治疗方案。新型化疗药物也显示出了一定的抗肿瘤作用，2007 年曲贝替定获得欧盟批准用于治疗软组织肉瘤。2015 年，曲贝替定获得了 FDA 批准上市，用于接受过蒽环类药物治疗的患有不可切除或转移脂肪肉瘤或平滑肌肉瘤患者的治疗。靶向治疗中，多靶点酪氨酸激酶抑制剂显示出一定的疗效，2012 年 FDA 批准培唑帕尼和 2019 年 CFDA 批准盐酸安罗替尼应用于软组织肉瘤。免疫检查点抑制剂如 PD-1 抗体/PD-L1 抗体是治疗软组织平滑肌肉瘤的一种令人兴奋的新型药物，但需要做更多的研究来证实疗效。人们对正在进行的临床试验的结果寄予厚望，以确定在前期进行辅助治疗是否比单独观察更能提高生存率。研究其他细胞毒性和靶向药物的疗效的临床试验是必要的，这些药物利用了在软组织平滑肌肉瘤中被激活或过表达的特定致癌途径。未来的努力应集中于更好地定义软组织平滑肌肉瘤的分子病因，以提高对该疾病的认知。尽管在软组织平滑肌肉瘤中研究了多种治疗方式，但没有一种药物能提高生存率，因此有必要开发更有效的治疗方法。

（高天）

（五）横纹肌肉瘤

1. 什么是横纹肌肉瘤

横纹肌肉瘤是起源于横纹肌细胞或向横纹肌细胞分化的间叶细胞的一种恶性肿瘤，是儿童软组织肉瘤中最常见的一种。横纹肌肉瘤发病率次于高级别多形性未分化肉瘤和脂肪肉瘤，居软组织肉瘤的第三位。成人少发，男性多于女性。横纹肌肉瘤可发生于身体各部位，最常见的部位是头颈部、泌尿生殖道和腹膜后以及四肢。这类恶性肿瘤的治疗手段包括手术、放疗、化疗。横纹肌肉瘤以手术切除为主，切除范围包括肿瘤所在处的全部肌肉。化疗能消灭残留的肿瘤。即使肿瘤似乎已完全切除，化疗仍有必要。对于横纹肌肉瘤，放疗是一种非常有效的手段，可作为手术的辅助治疗方法，根据年龄和部位选择放射剂量，放射野应包括瘤床及周围 2~5cm 的正常组织，有效放射剂量不小于 40Gy。

2. 成人横纹肌肉瘤和儿童横纹肌肉瘤是一种病吗

两者在病理上虽是同一种病，但因为发病年龄不同，肿瘤的生物学行为有较大不同。

横纹肌肉瘤是 15 岁以下儿童最常见的软组织肉瘤，同时也是青少年人群中最常见的软组织肉瘤。横纹肌肉瘤约占儿童肿瘤的 8%，新生儿及婴幼儿年发病率为 6.4/100 万，年长儿童及青少年的年发病率为 4.5/100 万。横纹肌肉瘤很少发生于 45 岁以上成人，仅占所有成人肉瘤的 2%~5%。不同亚型的横纹肌肉瘤发生于不同年龄阶段。胚胎型横纹肌肉瘤多发于 8 岁前儿童（平均年龄为 6 岁）；腺泡型横纹肌肉瘤见于青春期男性（平均年龄为 12 岁）；多型性横纹肌肉瘤常见于成人，也可见于儿童。成人横纹肌肉瘤化疗方案是按照普通成人肉瘤方案治疗，而儿童的治疗方案略有不同，化疗次数会比成人更多。

3. 横纹肌肉瘤能不能治愈

早期的横纹肌肉瘤可以治愈，晚期横纹肌肉瘤治愈率低。

横纹肌肉瘤，是软组织来源的恶性肿瘤，确切病因并未明确，但是认为与遗传因素以及病毒感染有一定的关系。横纹肌肉瘤的分型，可以分为胚胎型、腺泡型、多形型以及混合型。横纹肌肉瘤，根据肿瘤发生部位的不同，产生的压迫症状和邻近器官的侵犯症状也是不相同的。横纹肌肉瘤的预后与年龄、病理类型、分期有关。对于年龄较小、分期属于Ⅰ~Ⅱ期、胚胎型的患者，手术可以完整切除，预后比较良好，生存时间都在 10 年以上。对于年龄较大、Ⅲ期或者Ⅳ期、病理类型属于腺泡型的患者，预后往往比较差，一般 5 年的生存率不超过 60%。

4. 横纹肌肉瘤怎么区分恶性程度高低

横纹肌肉瘤的原发部位和远处转移是决定预后的最有价值的指标。

预后良好的原发部位是指眼眶，头颈（除外脑膜旁区域），胆道，非肾脏、膀胱和前列腺区泌尿生殖道；预后不良的原发部位是指膀胱和前列腺、肢体、脑膜，其他部位包括背部、腹膜后、盆腔、会阴部/肛周、胃肠道和肝脏。

早期横纹肌肉瘤患者没有转移，如果能够早发现、早诊断、早治疗，肉瘤没有扩散和转移，通过根治性手术切除，可以将身体横纹肌肉瘤细胞彻底清除干净，该患者可以治愈。中期横纹肌肉瘤患者，积极地配合手术治疗、化疗、放疗、靶向药物治疗等，5 年生存率在 50% 左右。晚期横纹肌肉瘤患者，积极治疗后一般可以延长 1~3 年寿命。

5. 儿童横纹肌肉瘤应该如何治疗

横纹肌肉瘤的治疗误区是化疗次数不足，手术切除范围不够。

胚胎型横纹肌肉瘤，多发于 8 岁前儿童（平均年龄为 6 岁）；腺泡型横纹肌肉瘤多见于青春期男性（平均年龄为 12 岁）；多型性横纹肌肉瘤常见于成人，也可见于儿童。横纹肌肉瘤的发病部位将影响预后，发生于头颈部（除外脑膜旁区域）和泌尿生殖区（除肾脏、膀胱和前列腺区）者预后较好，发生于四肢及躯干者预后较差。目前，采取手术、放疗和化疗的综合治疗，开始治疗前无转移者的 5 年生存率接近 80%。患横纹肌肉瘤的儿童 2/3 可存活下来，其中最重要的是肿瘤的切除情况：患Ⅰ类横纹肌肉瘤的儿童的治疗效果很好，90% 以上不会复发；80% 的Ⅱ类横纹肌肉瘤患儿和 70% 的Ⅲ类横纹肌肉瘤患儿会长期存活；患Ⅳ类横纹肌肉瘤的儿童的前景不好，5 年存活率不到 30%。患腺泡型横纹肌肉瘤的儿童的预后情况不如患胚胎型横纹肌肉瘤的儿童，他们需接受强度更大的化疗。

　　化疗敏感是本组肿瘤的特点，行完整的扩大切除手术，是长期生存的保证。化疗一般持续 12 次左右，手术的范围要达到扩大切除的范围，如果达不到，可以术后补充放疗。

（高天）

（六）原始神经外胚叶肿瘤/骨外尤因肉瘤

1. 什么是原始神经外胚叶肿瘤

原始神经外胚叶肿瘤（primitive neuroectodemal tumor，PNET）/骨外尤因肉瘤（extraskeletal Ewing sarcoma）被定义为小圆细胞肉瘤，显示不同程度的神经内胚层分化。骨外尤因肉瘤指那些缺乏神经内胚层分化证据的肿瘤。PNET 被归到有神经内胚层分化特点的肿瘤，这些特点是通过光镜、免疫组化或电镜来评估的。原始神经外胚叶肿瘤好发于青少年或年轻成人，男性居多，没有明显的家族史、环境因素等影响。

2. 原始神经外胚叶肿瘤容易长在哪里

原始神经外胚叶肿瘤在四肢及深部软组织最常见，包括大腿、臀部、上臂等，不常见的位置包括中枢神经系统、胃肠道、泌尿生殖系统及胰腺等，原始神经外胚叶肿瘤甚至可以在肾上腺、心脏、肺及腮腺发病。患者的临床症状包括：出现生长迅速的深部软组织肿物，大小不等，质韧，边界不清，活动度根据病情及位置而不相同；肿瘤部位疼痛，感觉或运动障碍逐渐加重，骨骼受到侵犯时可能会出现局部的骨折。颅内的原始神经外胚叶肿瘤可能引起发热、头痛、肢体运动障碍，胸壁的原始神经外胚叶肿瘤会引起呼吸困难，椎体的病理性骨折可能导致截瘫。

3. 得了原始神经外胚叶肿瘤要做什么检查

正确评估肿瘤的范围及其对周围组织的侵犯有着重要意义。患者预后和治疗受到肿瘤所在的解剖位置、范围及组织学分期的影响，现代骨肿瘤的处理强调尽可能多地保留肢体，以利于假肢安装和异体移植。MRI 和 CT 均为无创性的、具有很高组织对比度的影像学检查方法，对确定肿瘤的边界及其与邻近组织和邻近关节的相互关系有很大帮助。超声和 PET/CT 也常常用于 PNET 的诊疗。

4. 原始神经外胚叶肿瘤应该如何治疗

研究认为有利于原始神经外胚叶肿瘤预后的治疗方法包括：①早期手术切除；②积极使用抗 PNET 药物（尤其是环磷酰胺）；③放射治疗清除残留的显微疾病。由于 PNET 是一类高度恶性的软组织肉瘤，既往研究认为其对化疗敏感度较高，NCCN 指南建议所有尤因肉瘤家族肿瘤患者采取以下治疗方案：基础治疗后进行局部控制治疗和辅助治疗；早期应用局部联合全身治疗手段可以消灭微小转移，进而改善无病生存期和总生存期；对于局部病变患者而言，VAC/IE（长春新碱，阿霉素，环磷酰胺并交替使用异环磷酰胺和依托泊苷）是首选治疗方案。这与影响化疗药物疗效的因素是紧密关联的：①肿瘤的大小及其所在的位置直接决定了肿瘤的血运，也影响到药物经血到达肿瘤组织的量和深度；②细胞周期的长短与化疗疗效及耐药性有关：如细胞周期太长不能保证每个周期的细胞都能接触药物，而周期太短则肿瘤细胞的增殖快于被杀灭的速度；③肿瘤基因的表达；④肿瘤的细胞耐药性：无论是内在耐药性或是获得性耐药性均直接影响化疗效果。

关于化疗，还有几点要说：

化疗的作用是帮助自身免疫系统对抗肿瘤。恶性肿瘤是敌军，人体的免疫机制是民兵组织。起初，敌军（肿瘤细胞）数量不多，流窜民间（未形成实体肿瘤），民兵组织（自身免疫系统）会出击消灭敌军，维持人体的健康。但是，敌军的增援能力（肿瘤增殖）极强，一段时间后逐渐敌强我弱。敌军会占领一个据点（形成可以被检查出来的病灶），开始进一步搞破坏。这个时候，化疗药物作为支援军队出现了，他们帮助人体的免疫机制对抗肿瘤，共同消灭肿瘤。这就是化疗的作用。

化疗后不是每个患者都会出现衰弱。战争是残酷的，支援军队（化疗药物）

在消灭敌军的时候难免会伤及无辜——包括心、肝、皮肤、血液系统等等。患者可能会出现恶心、呕吐、乏力、脱发、骨髓抑制等。但是，化疗后并不是每个患者都会出现衰弱：首先，和患者的身体情况有关，"底子"越好，免疫能力越强，就会让"战争"的损害越小；其次，有经验的医生都会使用适当的保护性用药，尽量减少这些副作用的发生，这些保肝、保心、防止骨髓抑制等的药物，就像是给平民（自身的器官）提供了一个庇护所，最大程度减少伤害；最后，随着化疗药物的更新换代，如"白蛋白型"或"脂质体型"等剂型出现，让化疗药物打击肿瘤更精准，同时也减少了对自身器官的损伤。

化疗不是造成患者死亡的原因，肿瘤才是！战后，百废待兴，有的老百姓开始抱怨了：都怪援军（化疗药物）的火力太猛烈，把咱们的家园都摧毁了。但是，大部分人都知道：不能怪援军！如果没有敌军（肿瘤）的侵犯，谁会打仗？因此，化疗不是造成患者死亡的原因，肿瘤才是！如果在实际治疗过程中，化疗药物很容易造成患者死亡，那么早就取消这种治疗方式了。发生化疗严重并发症的患者只是极少数，而大家对化疗也有些过分的畏惧。其实一个有经验的医生，配合各种临床经验，完全可以把患者的化疗副作用降到最小。因此，不要因噎废食，化疗药物是救命的，不是害人的。

最后说一句，"以患者为中心"就是让患者尽可能舒服地接受治疗：患者舒服了，主动性就有了；而有了主动性，就能得到规范的治疗，预后自然要好。

5. 原始神经外胚叶肿瘤化疗需要多少个周期

对于化疗周期数及化疗药物的选择仍存在争议：如果化疗周期过少，则复发转移风险大，预期生命短；而过多周期的化疗易增加患者副作用及经济上的负担，甚至使患者免疫力受损从而失去二线治疗机会。因此，如何让患者通过适当的化疗周期获得最佳生存质量、最长预期生命和最少治疗费用，需要进一步的研究。NCCN 指南建议基础治疗包括多药化疗随着生长因子支持治疗进行至少 12 周化疗。而在我国，很多患者未能达到指南要求的化疗周期数，可能与以下几个因素有关：医生初始治疗策略不当，患者难以忍受化疗的副作用、不能承受治疗的费用和疾病进展不适合继续化疗。PNET 发病率极低，导致患者甚至是非专科的医生对此类疾病不了解。患者忽视肿瘤的风险，不进行早期诊疗，而非专科医院诊断和治疗不规范也可能会造成患者经济负担的加重。

另外，若患者化疗达到所谓的"标准"治疗后，评价效果为部分缓解（PR）

但未达到完全缓解（CR），是否继续化疗？如果就此停药，这对临床医师或对患者及家属均是一种难以接受的现实。但有理论认为：缩短一线治疗周期的目的是恢复机体的体能状态和重建免疫功能，一旦疾病出现进展，尚有机会应用二线治疗。这样的治疗策略无论是从提高患者生活质量来看还是从延长患者生存时间来看都是可取的。相信今后会有愈来愈多的临床研究支持这种新的治疗策略。

6. 原始神经外胚叶肿瘤的预后怎么样

原始神经外胚叶肿瘤是恶性度高的肿瘤，患者很快就发生转移，大部分患者死于转移瘤，最常见的是肺和骨转移。初诊时未发生远处转移的PNET 患者肿瘤复发率可达 30%，并且可多次复发，二次复发者约占首次复发者的 30%。采取单纯的手术切除和放疗，患者生存率低于 10%。已有的研究结果也都证实了化疗后的疗效评价是预后的重要预测因子，同时证实了治疗模式以及疗效是独立的预后因素，但是分期、发病部位、肿瘤大小不能预测远期生存。而颇有争议的是，不同化疗方案能够延长局限期综合治疗患者的无病生存期，但是对总生存期的提高还未确定。

（张路）

（七）未分化多形性肉瘤

1. 什么是未分化多形性肉瘤

未分化多形性肉瘤（UPS）以往多被诊断为恶性纤维组织细胞瘤（MFH）。镜下由明显异型的梭形细胞和多形性细胞混合组成，无特异性的排列方式，但常可见条束状、交织状或席纹状排列。核分裂象易见，包括病理性核分裂。部分病例内可伴有多少不等的脂质性吞噬细胞、瘤巨细胞、多核性瘤细胞、破骨样多核巨细胞、炎症细胞和泡沫样组织细胞等成分。肿瘤的间质可伴有程度不等的胶原化，有时可类似骨样组织，也可伴有黏液样变性，但仅为局灶性，弧线状血管不明显，尚不足以诊断为高级别黏液纤维肉瘤。部分肿瘤内还可见到多少不等的出血、含铁血黄素沉着、坏死和囊性变等。

2. 未分化多形性肉瘤如何诊断

未分化多形性肉瘤形态学上呈多形性且分化方向不明确，诊断时需排除其他恶性多形性肉瘤，尤其是肌源性和神经源性肉瘤，如多形性平滑肌肉瘤、多形性脂肪肉瘤、多形性横纹肌肉瘤及恶性外周神经鞘瘤。上述肿瘤形态学均具有多形性特征，镜下均有多形性的多核巨细胞且分化较差，故而需要结合全面取材、免疫组织化学及分子病理等手段进行综合诊断。

3. 未分化多形性肉瘤应该如何治疗

未分化多形性肉瘤的治疗在软组织肉瘤治疗中有代表性，以手术为首选。有学者报道 60 例未分化多形性肉瘤边缘切除，术后放疗 60~75Gy，复发率为 31.6%，2 年生存率为 65%，5 年生存率为 56%。手术以根治性切除为主。只要适应证选择合理，辅以放射治疗和化疗，可以明显降低局部复发率并获得较高的 5 年生存率。虽然近年来生物治疗、基因治疗等有了一定的进展，但临床医疗模式尚未有太大的变化。

4. 未分化多形性肉瘤的恶性程度高吗

绝大多数未分化多形性肉瘤属于高级别肿瘤，恶性程度较高，局部复发率为 19%~31%，转移率为 31%~35%，5 年生存率为 65%~70%。炎症性未分化多形性肉瘤的恶性程度更高，预后一般较差。另外，目前化疗对未分化多形性肉瘤有效但特异性不强，虽有效果良好的治疗报告，但仍缺乏大宗病例临床研究的支持。

5. 得了未分化多形性肉瘤能活多久

由于对未分化多形性肉瘤认识的不断加深，其诊断标准和分型及预后都存在明显的不同，大多需要重新评估，结果有待进一步总结。就目前而言，未分化多形性肉瘤的 5 年生存率为 65%~70%，发生在腹膜后的肿瘤预后一般较差，炎症性未分化多形性肉瘤预后更加不良。

6. 未分化多形性肉瘤的化疗效果如何

化疗对未分化多形性肉瘤有效但特异性不强，可消灭镜下残留和微小转移灶。目前化疗方案报道不少，常用药物为多柔比星、异环磷酰胺、达卡巴嗪、长春新碱等，其临床疗效仍有待观察研究。虽有紫杉醇、吉西他滨等药物作为二线治疗取得良好效果的报告，但目前仍缺乏大宗病例临床研究的支持。单独评价疗效者不多，总体似对提高生存率有益。

7. 未分化多形性肉瘤的靶向和免疫治疗效果如何

靶向治疗如伊马替尼、索拉非尼、培唑帕尼和舒尼替尼对未分化多形性肉瘤/恶性纤维组织细胞瘤均无显著疗效，尽管目前有关于舒尼替尼特异性抗未分化多形性肉瘤/恶性纤维组织细胞瘤治疗效果的相对零散的数据报道，如在一个伊马替尼的Ⅱ期临床试验中发现 1 例未分化多形性肉瘤/恶性纤维组织细胞瘤患者对其有反应，但似乎仅是特例而非规律；同样，类似的药物大部分对平滑肌肉瘤（另一种异倍体肉瘤亚型）也都无效。培唑帕尼可能对未分化多形性肉瘤/恶性纤维组织细胞瘤有轻度以上的活性。因此有专家推测，能够抑制肿瘤细胞周期或能够拮抗异倍体肿瘤细胞内表观遗传因子的一些制剂可能比激酶抑制剂更为有效，并可与化疗药物联用。

（刘佳勇）

·········· （八）隆突性皮肤纤维肉瘤 ··········

1. 什么是隆突性皮肤纤维肉瘤

隆突性皮肤纤维肉瘤（DFSP）是一种起源于皮肤，外突性生长的低度恶性肿瘤，是一种罕见的、生长缓慢的、一般无症状的皮肤肉瘤，具有侵袭性和局部复发性，占所有肉瘤的 5%。80%~90% 的 DFSP 是低级别肿瘤，只有不到 3% 发生转移，尽管由于肿瘤的侵袭性，局部复发很常见，但该病的 5 年生存率非常高（99%~100%）。根据临床和组织学，隆突性皮肤纤维肉瘤可分为 10 多个亚型：经典型、纤维肉瘤型（DFSP-FS）、色素型、黏液型、硬化型、萎缩型、栅栏型、颗粒细胞型和伴有巨细胞纤维母细胞瘤样区域的隆突性皮肤纤维肉瘤等，以经典型最为常见。

2. 隆突性皮肤纤维肉瘤有什么危害

隆突性皮肤纤维肉瘤的年发病率为 0.8/100 万~5/100 万。任何年龄都可发病，但 20~50 岁的青壮年更为常见。男性发病率略高于女性。隆突性皮肤纤维肉瘤见于所有种族，但在黑人中更为常见。可发生于身体任何部位，但最常见于躯干，约 50%~60% 的肿瘤发生在此区域，其次最常见的部位是肢体近端（20%~30%）、头部和颈部（10%~15%），特别是头皮、前额和锁骨上窝。

临床上最常见表现为皮肤上凸起的软组织肿物，无红肿、疼痛等症状，就是我们通常所说的"不疼不痒"。隆突性皮肤纤维肉瘤恶性程度较低，对生命威胁不大。肿瘤生长速度比较缓慢，所以容易被人忽视。隆突性皮肤纤维肉瘤如果不经过规范的治疗，容易局部复发。

3. 隆突性皮肤纤维肉瘤应该如何治疗

（1）手术治疗：隆突性皮肤纤维肉瘤最主要的治疗方式是手术切除。手术切除的术式常规选择为扩大切除（wide local excision，WLE）。关于扩大切除的范围仍存在争议。多数文献及资料推荐扩大切除边缘 2~3cm 及以上，能明显降低复发率。但是，相应的切除范围越大，创面修复重建越困难。

在确保彻底切除隆突性皮肤纤维肉瘤的同时，如何尽可能多地保留正常组织成为该疾病手术过程中需要考虑的关键问题。1972 年，Mohs 提出了将显微外科手术作为治疗隆突性皮肤纤维肉瘤患者的术式。手术包括原位切除肿瘤，术中描记冰冻切片检查残留，再定向回原处对肿瘤残留位置继续切除，后来称为 Mohs 显微外科手术（Mohs micrographic surgery，MMS），经分次定向切除，可对正常组织进行最大程度的保留。但因 MMS 术式手术时间较长，而且团队配合需要培训，限制了该手术方式的普及应用。理论上它很好，但是真正的实用性不强，在临床工作中很少采取该手术方式。

在临床工作中，如果肿瘤生长位置比较特殊，限制了手术切除范围，无法达到理想的 2~3cm 切缘怎么办呢？因此改良的 Slow-MMS 手术被提出。该方案先在肿瘤外 1~1.5cm 范围切除肿瘤组织，再使用 Mohs 方法对肿瘤的切缘标记，进行石蜡切片分析，如果有切缘阳性，则再次手术切除对应范围的病变组织，直至彻底切除肿瘤。相比传统 MMS 方案，该方案避免了术中长时间等待，具有更强的可操作性，利于临床实践、推广。

无论采用何种手术方式，手术切除都必须考虑到肿瘤的大小、位置和组织学亚型。在重建前，特别是皮瓣修复前，检查肿瘤是否已被彻底切除非常重要。

（2）放射治疗：放射治疗是否应作为隆突性皮肤纤维肉瘤的辅助治疗目前尚无定论。放射治疗永远不能替代适当的手术切除，也不能用于切缘阴性患者的术后治疗。有部分报道称，当手术可能导致严重的美容或功能缺陷时，或者在手术治疗后出现切缘阳性时，可使用放射治疗。对接受放射治疗的患者应进行定期监测，因为放射治疗有在受照区域诱发另一肉瘤的风险。综上所述，放射治疗应该用于真正需要的病例，如不能切除的肿瘤（姑息性局部治疗）和转移性DFSP。

（3）药物治疗：隆突性皮肤纤维肉瘤对用于治疗软组织肉瘤的常规化疗没有反应，因此不建议使用，至少不能作为一线选择。在欧洲，甲磺酸伊马替尼被批准用于治疗无法手术切除的原发、局部复发或转移性隆突性皮肤纤维肉瘤。使用伊马替尼治疗前建议检测融合基因 *COL1A1/PDGFB*。伊马替尼似乎是一种有效的新辅助治疗药物，可使肿瘤缩小，对于局部晚期、病变较广泛、难以手术的患者进行转化治疗，转化为可手术切除的患者。文献报道的部分缓解（partial response，PR）率为 50%~80%。推荐起始剂量为 400mg/d，因为该剂量与更高剂量具有相同的疗效，但耐受性更好。新辅助治疗的最佳持续时间尚未明确，但在第 5 或 6 个月左右达到最佳效果。对伊马替尼耐药的患者，可试用其他酪氨酸激酶抑制剂，如舒尼替尼、索拉非尼和安罗替尼等。

4. 隆突性皮肤纤维肉瘤的预后怎么样

隆突性皮肤纤维肉瘤的总体预后较好。若能进行及时、规范的治疗，可得到很好的控制，较早期的患者可达到治愈。隆突性皮肤纤维肉瘤的转移率极低，不足 3%。肺是隆突性皮肤纤维肉瘤最常见的转移部位。与大多数肉瘤一样，隆突性皮肤纤维肉瘤很少出现局部淋巴结转移。出现转移的患者预后很差。大多数的复发发生在手术后 3 年内。5 年内建议每 6 个月进行一次复查，以尽早发现局部复发。5 年后建议每年随访至第 10 年。

（薛瑞峰）

（九）血管肉瘤

1. 什么是血管肉瘤

血管肉瘤是来源于血管内皮或淋巴管内皮细胞的一种少见的软组织肉瘤，占软组织肉瘤的 1%~2%。血管肉瘤全身各部位均可发生，但很少发生于大血管，大部分发生于皮肤和浅表软组织。血管肉瘤的发生可能与长期的慢性淋巴水肿、外伤史或外源性异物、化学接触史及慢性感染等有关。临床上还有一部分患者的血管肉瘤发生于既往恶性肿瘤接受过放疗的部位，这一类血管肉瘤的发生考虑与放射后引起基因突变和淋巴水肿有关，例如乳腺癌患者术后接受辅助放疗，有低概率可能发生胸壁的血管肉瘤。

2. 血管肉瘤的临床表现是什么

血管肉瘤好发年龄为 60~70 岁，男性多见。可发生于全身各处，包括皮肤、皮下组织、肌肉，甚至骨骼。常见好发部位包括头颈部、四肢、躯干。一般表现为无症状性持续生长的肿块，部分患者可有疼痛及出血。发生于浅表组织特别是头皮的血管肉瘤可表现为皮肤紫红色斑块，可伴破溃出血。少部分血管肉瘤可发生于纵隔或腹膜后，引起严重症状。

3. 诊断血管肉瘤需要做什么检查

诊断血管肉瘤最理想的检查是增强磁共振。磁共振检查能准确显示肉瘤与周围肌肉、脂肪、骨骼、重要神经血管的关系，有利于制订术前计划。增强磁共振检查可以了解肉瘤的血运情况，有利于鉴别富血供的血管肉瘤与其他肉瘤。磁共振检查还有利于发现肉瘤在软组织或骨髓腔内的侵犯范围，以及有无跳跃转移病灶。超声检查可以判断肿物的囊实性，提供肉瘤血运情况及有无淋巴结转移的信息。PET/CT 检查可以提供肉瘤代谢情况的信息，有利于化疗疗效判定，同时可以进行全身分期检查，更好地判断肉瘤有无转移，这对治疗方案的制订有至关重要的帮助，有条件的医院及患者可以考虑在治疗前进行 PET/CT 的分期检查。如果不能进行 PET/CT 检查，对于血管肉瘤需重点进行肺部 CT、区域淋巴结及肝脏超声、骨扫描及中枢神经系统的检查。

4. 血管肉瘤需要和什么疾病鉴别

血管肉瘤需要与高级别肉瘤（如滑膜肉瘤、恶性间皮瘤、平滑肌肉瘤、横纹肌肉瘤、上皮样肉瘤、脂肪肉瘤）、血管瘤、转移癌、恶性黑色素瘤及其他具有上皮样特点的恶性肿瘤相鉴别。

5. 血管肉瘤应该如何治疗

手术是治疗血管肉瘤的首选，对于可切除的血管肉瘤，应按照软组织肉瘤的手术原则进行扩大切除，必要时辅以皮瓣转移修复、植皮等创面修复技术、血管修复与移植、骨骼切除与重建等手术技术以达到阴性切缘。对不能手术，或手术不能达到理想切缘的患者可以考虑放疗。根治术后辅以放疗有可能改善血管肉瘤患者的预后。需要注意的是，血管肉瘤不仅很难获得阴性切缘，而且快速冰冻切片很难准确评估切缘情况，因此重建手术最好推迟至获得石蜡病理后二期进行。

血管肉瘤的化疗敏感性为中度敏感。NCCN 指南及 CSCO 软组织肉瘤诊疗指南推荐的药物治疗方案包括紫杉醇、多西他赛、长春瑞滨、索拉非尼、舒尼替尼、贝伐珠单抗以及非特异性软组织肉瘤的一线化疗方案等。

6. 血管肉瘤的预后怎么样

血管肉瘤的预后与肿瘤大小、肿瘤恶性度、手术切缘等因素有关。肿瘤小于 5cm 的患者预后较好。最常见转移部位包括淋巴结、肺、肝脏、骨等。有报道血管肉瘤的 5 年生存率为 40%，多数患者 2~3 年内死于肺、肝、淋巴结转移。

（李舒）

（十）腺泡状软组织肉瘤

1. 什么是腺泡状软组织肉瘤

腺泡状软组织肉瘤（alveolar soft part sarcoma，ASPS）由 Christopherson 于 1952 年首先报道，是种少见的软组织肉瘤，占全部软组织肉瘤的

0.5%~1.0%。腺泡状软组织肉瘤的组织起源目前尚不明确，曾先后出现过几种假说：颗粒细胞肌母细胞来源，非嗜铬性副神经节来源，肾小球球旁细胞来源；近年来越来越多的研究提示腺泡状软组织肉瘤可能来源于肌肉组织，特别是横纹肌组织，是横纹肌肉瘤的特殊类型，但没有一种假说能得到合理和全面的验证。在2002 年的 WHO 软组织肿瘤分类中，仍然将腺泡状软组织肉瘤划归为来源不明恶性软组织肿瘤。腺泡状软组织肉瘤由于发病率低，极易误诊，单纯局部切除多数复发，转移发生早，预后较差。

2. 腺泡状软组织肉瘤容易误诊吗

比较容易与腺泡状软组织肉瘤混淆的有转移性肾细胞癌、副神经节瘤以及颗粒细胞瘤。无论原发或是转移的肾细胞癌都与腺泡状软组织肉瘤非常相似，但通常可通过 PAS 阳性结晶物的缺失将其区分出来。由于肾细胞癌中的浅染胞浆和脂肪成分都可在退变的腺泡状软组织肉瘤中见到，因此不能作为可靠的鉴别点。EMA 免疫组化染色在肾细胞癌诊断中很有意义，腺泡状软组织肉瘤不表达这一抗原。TFE3 染色也很有用，但需要注意的是一些儿童肾细胞癌和颗粒细胞瘤也可表达此抗原。腺泡状软组织肉瘤和肾细胞癌都可出现糖原，但颗粒细胞瘤和副神经节瘤缺乏糖原。临床特征在鉴别诊断中也有意义。原发性肾细胞癌通常具有影像学可证实的腹膜后肿物。肾细胞癌副神经节瘤以及恶性颗粒细胞瘤主要发生于 40 岁以上患者，少见于 25 岁以下人群。

3. 腺泡状软组织肉瘤恶性程度高吗

腺泡状软组织肉瘤属于中度恶性，尽管腺泡状软组织肉瘤生长相对缓慢，但患者的最终预后通常较差。Memorial sloan-Kettering 癌症中心进行的研究中，91 例有随访信息的患者中仅 15% 生存时间超过 20 年。

4. 腺泡状软组织肉瘤容易发生转移吗

有学者研究发现，随着患者就诊年龄的增加，腺泡状软组织肉瘤转移风险升高，10 岁以下患者的转移发生率为 17%，而 30 岁以上患者则达到32%。另一项研究纳入 74 名腺泡状软组织肉瘤患者，发现其 5 年无复发率、无转移率、无病生存率和总生存率分别为 88%、84%、71% 和 87%。与之相反，肿瘤发生转移的患者中位生存期仅为 40 个月，5 年生存率为 20%。脑转移患者均同时伴有其他部位转移。转移常发生于疾病早期，表现为肺转移或脑转移的患者并不少见。此外，转移可延迟多年后发生，有报道一位患者在原发部位诊断后 33 年发生脑转移，因此进一步强调对这一疾病进行长期随访的必要性。

5. 腺泡状软组织肉瘤需要化疗吗

截至目前，大多数研究指出腺泡状软组织肉瘤对常规化疗有抵抗作用。目前普遍认为腺泡状软组织肉瘤对于化疗、放疗不敏感，且疗效不肯定。所以不推荐腺泡状软组织肉瘤患者行化疗。

6. 腺泡状软组织肉瘤的靶向治疗效果如何

目前 NCCN 指南推荐两种血管内皮细胞生长因子受体酪氨酸激酶抑制剂（VEGFR TKI）舒尼替尼和培唑帕尼用于腺泡状软组织肉瘤的治疗。既往研究显示，舒尼替尼的客观缓解率（即缩瘤率，ORR）为 40%~62.5%，中位无进展生存期（PFS）为 13~19 个月。培唑帕尼的 ORR 为 16.7%~27.6%，中位 PFS 为 5.5~13.6 个月。近期，一项Ⅱ期研究显示，另一种 VEGFR TKI cediranib 的 ORR 为 19%，中位 PFS 为 10.1 个月。

7. 腺泡状软组织肉瘤的免疫治疗效果如何

目前免疫治疗在腺泡状软组织肉瘤的探索在如火如荼地进行中，并且显示出了令人鼓舞的疗效。在一项临床研究中，4 名患者接受免疫治疗，有 2 名患者（既往 2~4 线治疗失败）达到部分缓解（PR），且缓解分别持续了 8 个月和 12 个月。另一项来自美国 MD 安德森癌症中心的回顾性研究显示，在 50 名使用 PD-1/PD-L1/CTLA-4 抗体药物治疗的晚期肉瘤患者中，4 名腺泡状软组织肉瘤患者疾病控制率达到了 100%，2 名部分缓解，2 名疾病稳定。2 名部分缓解的患者，疗效非常好，1 名持续缓解达一年，另 1 名也是达到了 8 个月。PD-1 抑制剂特瑞普利单抗（JS001）治疗国内腺泡状软组织肉瘤患者，12 名患者中，1 名患者肿瘤消失，2 名患者肿瘤达到部分缓解，半数患者在用药 6 个月时依然保持肿瘤稳定不进展，12 个月时仍有三分之一的患者未进展，预计中位无进展生存期高达 12.4 个月。安全性方面，患者耐受度佳，不良反应主要为 1~2 级。

（刘佳勇）

······· **（十一）神经来源恶性肿瘤** ·······

1. 什么是恶性外周神经鞘瘤

恶性外周神经鞘瘤是周围神经的神经鞘细胞、轴索、神经内膜和神经束膜的全部或部分作为肿瘤成分而形成的一种恶性肿瘤。2002 年 WHO 神经系统肿瘤分类将原来的神经肉瘤、神经纤维肉瘤、恶性施万细胞瘤及恶性神经鞘瘤统称为恶性外周神经鞘瘤。2013 年 WHO 将本病归入软组织肿瘤，包括上皮样恶性外周神经鞘瘤和恶性蝾螈瘤 2 个特殊亚型，属于 WHO 的Ⅲ~Ⅳ级，通常被认为是高级别的肉瘤。恶性外周神经鞘瘤在人群中发病率为 0.001%，约占所有软组织肉瘤的 5%。

2. 恶性外周神经鞘瘤应该如何治疗

对于未发生远处转移的恶性外周神经鞘瘤患者，手术扩大切除是首选的治疗方法，由于肿瘤累及神经，为了达到根治性切除，在行扩大切除时，常需把侵犯的神经一并切除，有可能会造成相应的神经功能障碍。然而有些位于头颈、椎旁、胸腔、腹腔、盆腔等重要脏器的恶性外周神经鞘瘤，扩大切除的范围有限，因而无法达到真正意义的广泛切除，因此，恶性外周神经鞘瘤患者术后局部复发率较高。

放疗能减少恶性外周神经鞘瘤患者的局部复发，术中或术后放疗应运用到恶性外周神经鞘瘤的治疗中。Valentin 等学者回顾性分析了法国 1 个癌症中心1990—2013 年共收治的 353 名恶性外周神经鞘瘤患者，其中 173 名行术后放疗，发现术后放疗能提高患者的总生存率。

化疗在恶性外周神经鞘瘤患者中的应用效果仍然存在争议，目前化疗的共识是应用于肿物较大（>5cm）、无法完全手术切除或转移的患者。最常用的一线化疗药物是异环磷酰胺和蒽环类药物。Kroep 等学者回顾性分析了 175 名经一线化疗的恶性外周神经鞘瘤患者，结果提示多柔比星单药化疗或多柔比星与异环磷酰胺联合化疗能降低恶性外周神经鞘瘤的复发风险，提高肿瘤反应率。由于目前治疗恶性外周神经鞘瘤的药物如表柔比星、异环磷酰胺的有效性较低，且由于这类肿瘤较罕见，故开展新型化疗药物治疗及免疫治疗的大规模随机对照研究有一定困难。基于恶性外周神经鞘瘤治疗手段有限和高致死率，急需更有效的药物治疗手段。随着对恶性外周神经鞘瘤和 *NF1* 基因致病分子机制研究的深入，一些恶性外周神经鞘瘤靶向药物的临床研究正在开展。

溶瘤麻疹病毒疗法是近年来治疗癌症新的可能有效的方法。麻疹病毒（measles virus，MV）疫苗埃德蒙斯顿株主要利用肿瘤细胞高表达的膜蛋白 CD46，通过补体调节途径，进入肿瘤细胞。其一旦进入肿瘤细胞，病毒就会大量繁殖并通过合胞体形成和凋亡诱导细胞死亡。Deyle 等研究发现，恶性外周神经鞘瘤细胞系在其细胞表面高度表达麻疹病毒进入细胞所需的细胞受体 CD46，并在体外行 MV-NIS 感染后，恶性外周神经鞘瘤细胞系显示出明显的致细胞病变效应，而正常施万细胞反应不明显。以上结果表明，将 MV-NIS 导入恶性外周神经鞘瘤中可引起肿瘤负荷明显减小并提高患者生存率，提示溶瘤麻疹病毒疗法可能为 NF1 型恶性外周神经鞘瘤患者的治疗提供新方法。

3. 恶性外周神经鞘瘤会不会遗传

恶性外周神经鞘瘤是由畸变显性基因引起神经外胚叶异常，导致的周围神经的多发性肿瘤样增生和神经鞘、神经纤维中的结缔组织增生，遗传倾向较明显，但目前没有大规模临床数据证明恶性外周神经鞘瘤会遗传给后代并引起后代发病。

（白楚杰）

二、交界性及良性软组织肿瘤

1. 什么是硬纤维瘤，硬纤维瘤应该如何治疗

我们要明确，"硬纤维瘤""侵袭性纤维瘤""韧带样纤维瘤"和"纤维瘤病"是同一个病，只是叫法不同。它是一种罕见的良性肿瘤，不转移，但极易复发；它一般不致命，但肿瘤不受控制的生长最终会致残。复发的硬纤维瘤最终会变成不可切除的肿瘤。

硬纤维瘤年发病率为 5/100 万~6/100 万。根据国际文献报道，男女发病比例大约为 1：3，它可以发生于任何年龄段，平均和中位发病年龄（发病高峰）一般在 30 岁左右。

硬纤维瘤可以发生在腹壁、腹腔内，也可以发生在腹壁、腹腔以外的其他任何位置。这个肿瘤的生长方式是多变的，它可能长期稳定也可能会持续生长，甚至还有可能自行消退。但是，肿瘤越大，持续生长的可能性越大，也就是说体积比较大的肿瘤，治疗起来可能会困难一些，同时，也不太适合采取诸如观察这种保守疗法。

关于这个病的治疗方法，传统上分为手术、放疗、药物治疗三大块。其中药物治疗又分为化疗和靶向治疗。另外，随着大家对这个病认识的进一步加深，总的趋势是更倾向于保守观察和药物治疗。手术和放疗在这个病的治疗比例上已经大大下降。

任何肿瘤在治疗之前都必须先做穿刺活检明确性质。有的患者可能会觉得穿刺以后肿瘤有所增大。情况真是如此吗？其实穿刺以后感觉肿瘤增大或是疼痛，并不意味着穿刺刺激了肿瘤的生长，可能是因为肿瘤里面有出血。

关于手术治疗硬纤维瘤，有一个很有意思的数据。大家知道切肿瘤有"切得干净"和"切得不干净"两种情况，也就是我们常说的"切缘阴性"和"切缘阳性"。现在发现，对于第一次手术的患者，不管切缘是阴性还是阳性，它的复发率是差不多的。但是如果复发以后再做手术，切缘阴性的效果会比切缘阳性的好，

这个差别给了我们启示：这个病的初次诊断特别重要，很多患者可能是初次发现长了个肿块，没有做任何病理穿刺就直接切除，做完手术后才发现是这个病，这样就丧失了第一次扩大切除的机会，如果第一次手术能做到扩大切除，其实是可以达到一个比较满意的肿瘤控制效果的。

硬纤维瘤确诊以后什么时候开始治疗比较好？或者说以前做完手术但不知道是这个病，现在又复发了，复发以后什么时候开始治疗比较好？对此，最新的指南提出了一个建议，我们可以简单归纳为一句话就是"不长就不治"。不管是原发的还是复发的患者，首先是观察，而且建议连续观察两次——连续通过两次影像学检查做复查（超声、CT 或磁共振），只有两次复查都表现出肿瘤有较前增大的生长趋势时，我们才需要积极干预。

现在最新的指南对硬纤维瘤从诊断到治疗整个流程提出了明确的建议：怀疑得了这个病，需要先做一个诊断，通过粗针穿刺活检取到病理来确诊；确诊以后，第一步是积极观察，一般需要每 3 个月复查一次磁共振，至少连续复查两次，观察到肿瘤进展才需要治疗。如果肿瘤连续两次观察都在进展（都在增大），后面再考虑该选取何种治疗方式，治疗方式的选择取决于它的发生部位。

2. 硬纤维瘤是恶性的吗

硬纤维瘤呈局部侵袭性生长的趋势，因为这种侵袭性生长趋势，患者比较容易局部复发。虽然如此，大家一定要认识到这个病不是恶性的，它不会发生转移。但是硬纤维瘤经常会在肢体和躯体上形成多发病灶：一开始只是长了一个包，但是反复手术以后，可能在原来肿块的上端或下端又长出新的包块，而且我们发现这种包块有沿着血管神经束生长的趋势。有的患者的肿块原来长在脚上，后来可能慢慢地就长到小腿、大腿，甚至长到了臀部，这种生长方式称为向心式生长——从远端向距离心脏近的这个方向生长。但是，也有一种远心端的生长方式，有的患者肿瘤长在臀部，反复手术以后可能长到大腿再长到小腿。这是硬纤维瘤很奇怪的一个特点，也是它区别于其他肿瘤的一个很重要的生长方式。

3. 什么样的硬纤维瘤应该手术

目前，最新的指南认为只有长在腹壁的硬纤维瘤首选手术，其他的不管是长在腹腔内、腹膜后、盆腔、肢体、胸壁或者是头颈部，都应该是首选药物治疗。

就手术而言，扩大切除达到阴性切缘是手术的一个目标，也是我们需要达到的一个理想的状况。但是切缘阳性也是可以接受的。什么时候可以接受这种情况呢？当扩大切除会导致肢体和器官功能和外观的巨大损失时，我们可以牺牲切缘的阴性，只要能达到肉眼切缘干净了，镜下切缘哪怕还有一些在显微镜下可见的残存肿瘤细胞也是可以接受的。

手术的第二个原则是如果术前已经预判有可能出现镜下切缘阳性的情况，这种情况下，除了手术，更应该考虑其他的保守的药物治疗的方式。而且即使手术中出现了切缘阳性的情况，我们也不推荐做术后放疗，或者是再次做扩大切除手术。很多患者可能在一开始把这个瘤当作普通的肿瘤给切除了，切缘有可能是阳性的。这种情况下，很多患者可能不知道是不是需要马上做放疗或者马上做扩大切除手术。根据目前的指南，不需要这么做，可以先保守观察，确认它复发，而且是之后有持续生长的情况，才需要治疗。

4. 硬纤维瘤能放疗吗

什么情况下可以考虑放疗呢？在一些特定的情况下，比如患者年纪大，不能耐受手术，不能耐受药物治疗，或者是患者有一些合并症，不太适合手术或者药物治疗，或者是这个病变生长得太快，可能会威胁重要脏器，这种情况下才可以考虑做放疗。

值得提出来的是放疗的不良反应，特别在年轻人身上，放疗可能会导致肢体发育障碍，肢体关节挛缩，甚至会导致放射后肉瘤，比如有的患者因为硬纤维瘤放疗以后，肿瘤恶变成了纤维肉瘤或血管肉瘤，这就得不偿失了。所以说，我们现在对年轻患者不提倡做放疗。

5. 什么是 Gardner 综合征

有 5%~10% 的硬纤维瘤患者，可能合并一个叫 FAP 的病，FAP 称为家族性腺瘤性息肉病，主要表现为结肠多发息肉，这种息肉可能会演变成结肠癌。如果有这种疾病的患者同时合并硬纤维瘤，就称之为 Gardner 综合征，Gardner 综合征是一种常染色体显性遗传病，有一半的概率遗传给自己的后代。

Gardner 综合征跟一般的侵袭性纤维瘤相比，可能会更具侵袭性，同时常会表现出多病灶生长的方式。而且这种 Gardner 综合征相关的肿瘤，大部分是长在腹腔和腹膜后的，这种情况下，可能会对生命造成一定的影响，因此，我们会采取更积极的药物治疗方法。

6. 硬纤维瘤能化疗吗

硬纤维瘤虽然是交界性肿瘤，但是可以和恶性肿瘤一样进行化疗和靶向治疗。NCCN 指南给出了治疗硬纤维瘤能使用的一些药物，包括非甾体抗炎药、抗雌激素治疗药物（治疗乳腺癌的他莫昔芬、托瑞米芬等药物）；另外，化疗药物包括甲氨蝶呤、长春新碱、长春瑞滨、多柔比星、多柔比星脂质体等都是可以用来治疗这个病的。关于小剂量干扰素，也有一些国外学者在进行研究；另外指南里面推荐能够使用的靶向药物有伊马替尼、索拉非尼等，得到推荐的原因是这些药物对于治疗硬纤维瘤的作用有一些大规模的临床试验证据予以支撑。我们重点介绍一下化疗。

现在硬纤维瘤常用的化疗方案主要有两个，一个是采用甲氨蝶呤和长春瑞滨这两个药。关于甲氨蝶呤，国际上一般还是用口服的，也有静脉输液一周输液一次的用法，但是治疗效果远远不如口服。关于长春瑞滨，以前主要是用输液的方式，每周一次，但是现在出了口服的胶囊产品，大大方便了患者，这样患者就不用置管，不用每周去医院输液。这个方案的缩瘤率（让肿瘤缩小的概率）在35%~40% 之间。化疗有个特点，就是瘤体很少在治疗的初期就缩小，经常是在化疗开始后 3 个月到半年左右时间才能观察到肿瘤缩小；还有一个有趣的现象，就是一旦肿瘤在药物的作用下有所缩小，停药以后，这个肿瘤还可能持续缩小。有50%~70% 的患者能够达到一个比较长期的疾病控制。值得注意的是，如果说肿瘤先得到药物治疗，有效控制了一段时间之后再反弹的话，我们还可以接着尝试用以前的方案，也可能会获得同样的效果。但是在用以前的方案时，我们需要注意它的不良反应问题，特别是甲氨蝶呤，如果长期口服，可能会出现一个比较严重的不良反应，就是肺纤维化，此外对肝脏和生殖功能也有一定的影响。

另一个化疗方案是以蒽环类药物为基础的一种治疗方案，蒽环类药物包括多柔比星、表柔比星、吡柔比星等，目前最新的是多柔比星脂质体，这个药物跟其他药物相比，主要是心脏毒性远远小于前面几种药物。这个方案的化疗，特点就是缩瘤率比较高，缩瘤的时间会比较短，一般用在一些肿瘤快速生长或者是腹腔内、胸腔内肿瘤比较容易威胁到生命或者威胁重要脏器的情况下。关于它的用药周期，目前国际上推荐的一般是 6~8 个周期。

7. 硬纤维瘤能靶向治疗吗

硬纤维瘤常用的靶向药有伊马替尼、索拉非尼和培唑帕尼。

伊马替尼的特点是有比较高的肿瘤控制率，能够有 60%~80% 的概率让肿瘤达到一个稳定的状况。但是它的缩瘤率相对较低，不同的研究显示伊马替尼的缩瘤率在 6%~19%。

索拉非尼是可以治疗肝癌和肾癌的药物，现在研究人员对其在硬纤维瘤上的应用进行了一些研究。关于这个药，研究显示 400mg/d 的治疗方案，缩瘤率达到了 33%，就是说有 1/3 左右的患者服用索拉非尼后肿瘤能够得到缩小。这个药虽然实验推荐的剂量是每天 400mg，但是也发现如果把剂量减低到 200mg（即一半的剂量），患者也是能够获益的，也就是说，患者应用这种小剂量的靶向治疗也能收到一定的效果。

培唑帕尼是美国 FDA 批准的第一个用于恶性软组织肉瘤的靶向药，现在也尝试用这个药来治疗硬纤维瘤，说明书推荐剂量是每天口服 800mg，但根据不同的个体需求，详细用量需咨询医生。这个药的有效率和索拉非尼差不多。

8. 硬纤维瘤的药物应该如何选择

硬纤维瘤的药物治疗方案很多，那么哪种方案该作为第一选择，哪种作为第二、第三呢？现在国际上也没有一个共识，但是可以综合以下 5 个方面的因素来进行选择：第一是证据级别；第二是缩瘤率；第三是肿瘤的控制率；第四是给药的便利性，比如说口服肯定比输液要方便，另外经济也是便利性的一个体现，便宜的肯定比贵的要更容易获得；第五是药物的毒性程度。应该综合这 5 个因素来进行综合的、个体化的判断。

9. 硬纤维瘤患者能怀孕吗

现在认为怀孕并不是硬纤维瘤的禁忌证，但是怀孕需要在有经验的妇产科医生和硬纤维瘤专家的密切监测下来进行。因为这个病跟雌激素相关，怀孕期间激素水平变化，有可能刺激这个肿瘤生长。另外，腹壁硬纤维瘤手术需要进行的补片修补对怀孕有影响，抗肿瘤的药物可能对生育有影响，这些风险都需要患者谨慎考虑。

（李舒）

（二）腱鞘巨细胞瘤

1. 什么是腱鞘巨细胞瘤，应该如何治疗

腱鞘巨细胞瘤是起源于关节滑膜、腱鞘及周围组织的比较少见的良性病变，其典型好发部位是手和足，尤其是手指的腱鞘。依据其位置及生物学行为，2013 年版 WHO 软组织肿瘤将其分为两类：弥漫型腱鞘巨细胞瘤和局限型腱鞘巨细胞瘤。弥漫型常位于关节周围的软组织，有时还位于肌肉和皮下；局限型起源于关节的滑膜、滑囊和腱鞘。腱鞘巨细胞瘤可发生于任何年龄，最常见于 30~50 岁的人群，女性发病率是男性的 2 倍，每年发病率估计在 11/100 万~50/100 万。

腱鞘巨细胞瘤为良性病变，但 10%~20% 的病例会局部复发，复发通常为非破坏性的，并且可以通过再次手术切除得到控制，复发常见于细胞丰富、核分裂象增加的病例，切除时多在组织深部有残留。因此，即使肿瘤细胞丰富，仍然应采取附带少量正常组织的切除，大多数病例可治愈，对顽固复发病例可考虑扩大切除。

弥漫型腱鞘巨细胞瘤被认为具有局部侵袭性但一般不发生转移。治疗原则是尽量完整广泛切除但不要引起严重的功能障碍。对肿瘤的局部控制而言，广泛切除及截肢为最佳选择，放疗对肿瘤的控制目前也有争议，被认为可能会增加恶变机会。对于膝关节肿瘤，应用关节镜切除滑膜可短期缓解症状，但多数病例最终会复发。2019 年 8 月 2 日，美国 FDA 宣布批准新型口服药物 pexidartinib 用于治疗身体功能严重受限且无法通过手术改善病情的弥漫型腱鞘巨细胞瘤成人患者。pexidartinib 作为治疗腱鞘巨细胞瘤的第一款批准药物，很大程度上弥补了手术治疗的不足之处，为这类患者，尤其是关节功能受限且不适合通过手术改善的弥漫型腱鞘巨细胞瘤患者带来了新的治疗选择。

2. 腱鞘巨细胞瘤是恶性的吗，能放疗吗

腱鞘巨细胞瘤为良性病变，有 10%~20% 的病例会局部复发，一般可以通过再次手术切除得到控制。弥漫型腱鞘巨细胞瘤被认为具有局部侵袭性，但一般不发生转移。放疗对肿瘤的控制目前有争议，放疗被认为可能会增加恶变机会。

（白楚杰）

（三）色素沉着绒毛结节性滑膜炎

1. 什么是色素沉着绒毛结节性滑膜炎

色素沉着绒毛结节性滑膜炎由 Chassaignac 等学者提出，是一种罕见但能致残的疾病，以关节、腱鞘、滑囊的滑膜组织呈绒毛结节性增生为特点，有时以侵袭性的生长方式侵入相邻的组织，影响关节功能。从病理组织形态上色素沉着绒毛结节性滑膜炎可分为弥漫型和局限型，迄今为止没有标准化的治疗，滑膜切除术是最常见的治疗方法。因治疗手法、复发的定义及评估方法不同，文献报道的复发率差异较大。

2. 色素沉着绒毛结节性滑膜炎会恶变和转移吗

有学者认为色素沉着绒毛结节性滑膜炎发病与创伤所导致的局部出血有一定的关系，因其病变滑膜组织镜下可观察到大量的单核细胞、多核巨细胞、泡沫细胞以及吞噬了含铁血黄素颗粒的巨噬细胞。也有学者认为色素沉着绒毛结节性滑膜炎和脂质代谢异常及基因遗传有关，但目前尚需要进一步研究。有文献报道，有些色素沉着绒毛结节性滑膜炎复发后出现组织学恶性表现，其中一些甚至发生转移。

3. 色素沉着绒毛结节性滑膜炎能放疗吗

过去很多患者和医生，都认为色素沉着绒毛结节性滑膜炎不能放疗，但事实上是可以放疗的。放射疗法是利用放射性的物质释放高能量射线使色素沉着绒毛结节性滑膜炎组织细胞发生凋亡从而抑制病变滑膜的生长。目前放射疗法包括关节内和关节外放射治疗，关节内应用的放射性核素包括铒-169-柠檬酸盐、钇-90-硅酸盐/柠檬酸盐等，其中使用较广泛的是钇-90 发出的 β 射线，而关节外放射治疗主要是应用钴-60 机发出的 γ 射线。Ozturk 等对 4 例弥漫型色素沉着绒毛结节性滑膜炎患者行关节镜下滑膜部分切除术，术后向病变关节腔内注射钇-90，随访 24~97 个月后，结果发现患者关节腔内无明显的残留滑液，均无复发迹象。Guo 等认为踝关节局限型色素沉着绒毛结节性滑膜炎可单纯切除滑膜，而弥漫型色素沉着绒毛结节性滑膜炎则需要滑膜切除术配合辅助放疗。关节外放疗一般在弥漫型色素沉着绒毛结节性滑膜炎术后 6~8 周开始，采用直线加速器或钴-60 治疗机进行放疗，目前放疗剂量存在争议。Heyd 等推荐中等剂量 30~50Gy

（平均 36Gy）作为弥漫型色素沉着绒毛结节性滑膜炎常规放疗剂量，局部控制率为 95.1%。有研究报道，小剂量 12~34Gy（平均 20Gy）与中剂量（35Gy）放射治疗弥漫型色素沉着绒毛结节性滑膜炎疗效相当。

4. 色素沉着绒毛结节性滑膜炎应该如何治疗

针对大关节内的色素沉着绒毛结节性滑膜炎的治疗策略尚未定型，医学界对其最佳治疗方案尚未达成共识。目前，色素沉着绒毛结节性滑膜炎仍主要以外科治疗为主，而彻底清除病变的滑膜组织是治疗色素沉着绒毛结节性滑膜炎的关键。传统外科治疗是切开病灶所在滑膜，在肉眼直视下去除病变滑膜组织。此方法虽然能最大程度地去除病灶，但对机体损伤较大，导致术后出现关节疼痛、粘连和僵硬等症状，临床上较为少用。一般认为色素沉着绒毛结节性滑膜炎复发主要是由于病灶清除不彻底，开放性手术仍然是弥漫型色素沉着绒毛结节性滑膜炎的标准方案。也有学者认为，局限型色素沉着绒毛结节性滑膜炎可通过开放手术切除病灶，也可行关节镜下病变滑膜切除术，关节镜可提供更好的手术视野，术后复发率低，而关节内的弥漫型色素沉着绒毛结节性滑膜炎在关节镜下行全滑膜切除较为困难，且复发率高，需行开放性全滑膜切除术。

关节镜手术是近年来广泛开展的微创外科技术，是现代微创治疗小关节色素沉着绒毛结节性滑膜炎的一种新方法。与传统开放性手术比较，关节镜下手术具有操作视野广、切除病灶较彻底、机体损伤小、患者术后康复快、并发症少等优势。目前关节镜技术在临床上治疗色素沉着绒毛结节性滑膜炎的疗效已得到肯定，大多数临床医师更倾向于选择关节镜下清除病变滑膜组织，但有学者认为弥漫型色素沉着绒毛结节性滑膜炎病变广泛，单纯的关节镜下滑膜切除有较高的复发率，Berger 等学者报道色素沉着绒毛结节性滑膜炎的复发率为 8%~56%，也有学者提出关节镜下滑膜切除后可配合其他的辅助治疗。

近年来，许多学者基于基因遗传学的理论对色素沉着绒毛结节性滑膜炎进行了研究，并提出了生物靶向治疗。Casier 等从基因异常的角度对使用甲磺酸伊马替尼治疗的 19 名患者进行了研究，结果显示 73% 的患者症状得到改善，但有 6 名患者因药物不良反应而中止治疗。虽然这些研究在治疗色素沉着绒毛结节性滑膜炎方面取得了一定进展，但目前生物靶向治疗仍不能完全地取代传统治疗方法。生物靶向治疗的药物仍有不可避免的缺点，如长期用药带来血液和胃肠道的不良反应等，而昂贵的价格也在一定程度上限制其临床应用范围。

　　总之，色素沉着绒毛结节性滑膜炎治疗的关键是彻底切除病变滑膜组织，有多种术式证明有效。一些辅助治疗方法也被广泛用于该病的治疗，如体外放疗、关节内放疗、冷冻治疗、人工关节置换术等，可降低复发率，生物靶向治疗则被应用于常规治疗方法不佳的病例，取得了可喜的疗效，但大规模应用还需要进一步的研究和临床试验。

5. 色素沉着绒毛结节性滑膜炎需要做关节置换吗

　　色素沉着绒毛结节性滑膜炎仍以外科治疗为主，而彻底清除病变的滑膜组织是治疗色素沉着绒毛结节性滑膜炎的关键。传统外科治疗是切开病灶所在滑膜，在肉眼直视下去除病变滑膜组织。此方法虽然能最大程度地去除病灶，但也会严重影响关节功能。高龄、多次术后复发的患者，可考虑做关节融合和人工关节置换术。

（白楚杰）

（四）脂肪瘤

1. 什么是脂肪瘤

　　脂肪瘤是成人最常见的良性软组织肿瘤，由成熟脂肪细胞构成，表现为皮下或深部的局限性的肿块，多见于40~60岁的人群，男性发病率较高。脂肪瘤可见于身体任何部位，生长缓慢，最初生长一段时间后，可停止生长。约5%~8%的患者为多发脂肪瘤，数目可从几个到几百个不等，主要发生于躯体上半身。脂肪瘤很少恶变，大多无临床症状，无需特殊处理。瘤体较大出现症状者可行手术切除，预后良好。

2. 脂肪瘤的病因是什么

　　目前，脂肪瘤的病因仍不明确，可能与炎症刺激、脂肪代谢异常及遗传因素等相关。约1/3的多发性脂肪瘤患者具有明确的家族遗传背景，为家族性多发性脂肪瘤病，可能与某些抑癌基因异常有关，可增加患癌症的风险，建议进行癌症筛查及遗传学检查评估。

3. 脂肪瘤的症状是什么

脂肪瘤通常表现为无痛性软组织肿块，边界清楚、质软、可推动。浅表脂肪瘤通常小于 5cm。较大者可因压迫神经而产生疼痛。深部或筋膜下脂肪瘤可压迫周围血管、神经或脏器，引起相应症状，症状取决于脂肪瘤的位置和大小。手部脂肪瘤可表现为活动滞胀感甚至活动受限。纵隔肿瘤可引起呼吸困难或心悸。

4. 诊断脂肪瘤需要做哪些检查

一般浅表脂肪瘤可通过症状和查体初步诊断，深部脂肪瘤需借助影像学检查的辅助。影像学检查根据肿瘤部位可选择 B 超、CT 及磁共振，可协助判断肿瘤大小、位置、成分和性质。手术切除或穿刺取肿瘤组织后的病理学检查可明确诊断。

5. 脂肪瘤的治疗原则是什么

脂肪瘤是良性肿瘤，很少恶变，大多无临床症状，无需特殊处理。如肿瘤较大压迫神经、脏器出现疼痛及压迫症状，影响日常生活或影响美观，可考虑手术切除。

（王新宇）

（五）纤维瘤

1. 什么是纤维瘤

纤维瘤又可称为纤维源性肿瘤，指来源于纤维结缔组织的良性肿瘤。一般位置比较表浅，体表可见或者能摸到。纤维结缔组织主要由纤维母细胞和细胞外基质组成，纤维母细胞是纤维结缔组织的主要细胞，胶原是纤维母细胞的主要产物，是构成细胞外基质的主要成分。所以纤维瘤质地较坚韧，比脂肪组织或脂肪瘤要硬一些。

2. 纤维瘤的常见类型有哪些

纤维瘤的类型较多，临床常见有反应性病变，以结节性筋膜炎为代表，还有弹力纤维瘤、瘢痕疙瘩、皮肤硬化性纤维瘤等。

3. 弹力纤维瘤真的很"弹"吗

弹力纤维瘤是一种少见的纤维弹力组织假瘤，是胶原和异常弹力纤维过度生成的结果，因为含有大量的弹力纤维，所以被命名为"弹力纤维瘤"。主要发生于肩胛中下部和胸壁间结缔组织。临床常称为背部弹力纤维瘤。患者多为 50~70 岁的中老年人，女性多见。肩胛下缘与下胸壁间的摩擦被认为是该病的成因，多数患者从事剧烈的重复性手工劳动。

弹力纤维瘤最常表现为缓慢增长的深部肿块，少数伴有疼痛、触痛、活动受限。肿物发生于肩胛下和胸壁间结缔组织，位于斜方肌和背阔肌深部，固定于6~8肋骨骨膜和韧带。肿物活动度较大，呈抱胸位时多可明显触及。大多数病例为单侧病变，25% 的病例可为双侧性。

弹力纤维瘤局部完整切除可治愈，很少复发，尚未见到弹力纤维瘤恶变的报道。术中切除过程中能感觉到肿物抗牵拉能力极强，确实名不虚传，它很"弹"。

4. 瘢痕疙瘩会越切越大吗

瘢痕疙瘩是皮肤瘢痕组织的结节状过度增生，在皮肤表面外突性生长，发生于遗传易感个体的皮肤损伤部位，是伤口异常愈合的结果。病变向多方向蔓延生长，外观呈蟹样，可为孤立，也可为多发。病变多发于青年人，婴幼儿和老人少见，女性多见，好发于深肤色人种。在各种危险因素中，家族易感性最重要。有报道称 50% 的受累者其家庭成员中有瘢痕疙瘩患者，认为瘢痕疙瘩属于常染色体隐性遗传病。瘢痕疙瘩的患者可伴有其他的皮肤疾病。

瘢痕疙瘩生长于皮肤表面，根据病史和体检一般可确诊。但有时要注意与隆突性皮肤纤维肉瘤的鉴别。

瘢痕疙瘩通常表现为界线清楚的圆形、卵圆形皮肤隆起，常向周围延伸。一般无症状，少数患者可出现瘙痒、疼痛或触痛，可能与小神经纤维的继发性神经病变有关。早期质软，呈红斑样，晚期呈硬结样，可有色素沉着或变白。腰部以上较常见，易发生于胸背部、肩、前臂和手。约一半的"自发性"瘢痕疙瘩发生于胸骨前区，呈横带状。瘢痕疙瘩可由微小感染灶、疫苗接种、文身、烧伤及手术等引起。

瘢痕疙瘩易复发，单纯手术切除的局部复发率高达 45%~100%。手术加局部皮质激素注射可使局部复发率降低到 50% 以下。术后放疗和高剂量近距离放疗的效果也不错，局部复发率不到 10%。其他治疗方法包括激光、冷冻、5-氟尿嘧啶（5-FU）等也可能有效。有瘢痕疙瘩病史者应避免做美容手术。

要强调的是有了瘢痕疙瘩不要轻易做单纯手术切除，大部分患者切除后伤口会再次形成增生瘢痕，出现越切越大的现象，所以术后抑制瘢痕增生的治疗很重要，是解决问题的关键。

（薛瑞峰）

（六）血管瘤

1. 什么是血管瘤

血管瘤类似于正常血管，是一种非反应性良性病变，经常表现为正常或异常血管数量增多。它是最常见的软组织肿瘤之一，占良性肿瘤的 7%。如果这种异常仅局限于某个部位，称为血管瘤，此类表现占大多数；如果累及全身，则称为血管瘤病。

血管瘤多数位置表浅，好发于头颈部的皮肤、黏膜，也可发生于深部器官或组织，例如肝、脾的血管瘤，软组织血管瘤以及脊柱血管瘤等。血管瘤较多见于女性，也是婴幼儿的常见肿瘤。婴幼儿血管瘤有其特点，多于 1 岁以内快速增长，增生期结束后进入消退期，瘤体逐渐萎缩。多数血管瘤患者除了外观的改变，并无特殊症状，深部组织的血管瘤多数因体检或其他原因的影像检查被偶然发现。

2. 血管瘤应该如何治疗

血管瘤的治疗根据年龄、部位不同，有无症状，有很大差异。绝大多数无症状的血管瘤无需治疗。临床治疗以传统单纯手术切除为主，但常导致严重的并发症和较高的复发率。目前全身用药、外用药、激光、血管内硬化、介入等治疗手段也日渐成熟。

浅表血管瘤：治疗以手术切除为主，对于创面的修复，因部位不同，可考虑直接缝合，局部皮瓣转位修复、皮片移植或扩张皮瓣。对于病灶边界不清的血管瘤，经评估手术存在创伤大、功能和外观影响大等缺点时，手术治疗就不作为首选。对于有美观要求的患者，建议于美容整形科治疗。海绵状血管瘤的治疗以血管内治疗为主，治疗药物首选无水乙醇，以及各类泡沫硬化剂。

深部血管瘤：大多数肝血管瘤体积较小，不引起临床症状，因此不需要任何治疗。临床上只有体积较大且引起相关症状的肝血管瘤才需要治疗。脊柱椎体的血管瘤一般无明显症状，可采取保守观察的方法。当椎体血管瘤引起疼痛、影响脊柱稳定性，甚至引起神经症状时，需要进行外科手术干预。手术可采取经皮椎体骨水泥成形术等微创手术，也可采用椎板减压、椎体切除等开放手术，手术最大的风险是无法控制的出血。软组织血管瘤病是一种良性的肌间血管病灶，采用硬化治疗疗效不佳，手术治疗可能是较好的选择。

（李舒）

（七）神经纤维瘤病

1. 什么是神经纤维瘤病

神经纤维瘤病是一种起源于神经上皮组织的常染色体显性遗传病，为神经皮肤综合征的一种，主要累及皮肤、周围神经和中枢神经系统，因常伴特征性皮肤斑痣，故又称斑痣性错构瘤病。1987 年，人们发现患神经纤维瘤病的患者有一种基因缺失，即所谓的 *NF1* 基因，发病率为 1/5 000~1/2 000。近年研究发现相对于正常人群，*NF1* 患者肿瘤发生率更高。Rasmussen 等学者研究发现，携带 *NF1* 基因的患者患恶性结缔组织肿瘤或其他软组织肿瘤的概率是未携带 *NF1* 基因人群的 34 倍。人们已经认识到 *NF1* 存在于不同的组织和器官中。个人甚至家系疾病的发生及临床表现取决于 *NF1* 基因突变的类型。

2. 为什么会有咖啡牛奶斑

咖啡牛奶斑是神经纤维瘤病的最常见临床表现之一，表现为褐色斑片，多见于面部和躯干，呈散在分布，斑片大小不一，形态不规则，表面光滑，可随着年龄增长而增大增多，在正常人群中发生率在 10%~20%，可见于多种遗传性疾病，如神经纤维瘤病或奥尔布赖特综合征等病，有人认为 90% 的神经纤维瘤病患者会有咖啡牛奶斑，如果有 6 片直径大于 1.5cm 的斑片，则患者常会有神经纤维瘤病。

3. 神经纤维瘤病会遗传吗

答案是肯定的。神经纤维瘤病是一种引起以神经系统为主的多系统损害的显性遗传性疾病，多伴发皮肤、内分泌器官和结缔组织等多系统病变。发生率为 1/3 000，患者的下一代再发此病的概率为一半，在家族成员或不同患者之间症状差别也非常大，有人可能一辈子也只是存在咖啡牛奶斑，而有的人很早就出现了各种神经纤维瘤。

（白楚杰）

（八）神经鞘瘤

1. 什么是神经鞘瘤

神经鞘瘤是一种神经鞘膜来源的肿瘤，又称为施万细胞瘤，多发生于颅脑、颈部和四肢，纵隔及腹膜后次之。神经鞘瘤是有包膜的良性神经鞘肿瘤，主要由两种成分组成：排列非常规则的富于细胞区（Antoni A 区）和相对疏松的黏液样区（Antoni B 区）。神经鞘瘤的特点是有包膜、有两种 Antoni 区鞘瘤、S-100 蛋白一致强阳性表达，借此与神经纤维瘤鉴别。

2. 神经鞘瘤应该如何治疗

神经鞘瘤通常界线清楚，包膜完整，已知相伴的神经往往可以完整地剥离，因此应尽可能选择根治性切除术。病理诊断目前依赖术后标本。神经鞘瘤的术中冷冻病理基本没有鉴别良恶性的诊断价值，术前穿刺活检的价值则存在较大争议。对于腹腔或腹膜后神经鞘瘤，全麻下腹腔镜辅助手术是神经鞘瘤的首选治疗方案。当肿瘤较大时则建议选择开放式手术。应尽可能对神经鞘瘤施行根治性切除。但是由于腹膜后神经鞘瘤存在体积较大、与神经相伴而行、与周围脏器位置关系紧密等原因，有学者建议不必过于追求根治程度，也可对肿瘤进行部分切除术或者剜除术。有研究显示，行部分切除者未见残存肿瘤发生恶变。神经鞘瘤一般预后良好，文献报道的良性神经鞘瘤复发率为 1%~3%；影响复发的因素可能是肿瘤大小与根治程度。此外，有研究者认为，无症状的良性神经鞘瘤不一定需要手术。

3. 神经鞘瘤术后会不会恶变

神经鞘瘤属于生物学行为良性肿瘤，理论上来说不会恶变，Stout 等学者对 50 名神经鞘瘤患者的观察研究表明，进行肿瘤单纯切除或全切除后，无一例复发，事实上本病很少发生恶变。在 Woodruff 等学者所做的文献综述中，共有 9 例神经鞘瘤发生恶性转化。这种肿瘤发生于无 *NF1* 基因的成人，发生恶变之前，肿瘤已长期存在。神经纤维瘤的恶性转化表现为梭形细胞肉瘤形态，而神经鞘瘤的恶性转化表现为上皮样形态。除了出现彼此融合的非典型性嗜酸性圆形大细胞，还可见到普通的神经鞘瘤区域。McMenamin 和 Fletcher 等学者也注意到，如果镜下见到神经鞘瘤中出现上述上皮样细胞团，则提示早期恶性转化。

（白楚杰）

（九）结节性筋膜炎

1. 什么是结节性筋膜炎

结节性筋膜炎是一种良性纤维母细胞或肌纤维母细胞增生性病变，此病还被称为"皮下组织的假肉瘤样纤维瘤病、假肉瘤样筋膜炎、增生性筋膜炎及侵袭性筋膜炎"等。此病可发生于全身各处，常见的发病部位为上肢、躯干、头颈部、下肢。儿童亦可发生于头颅。常见临床表现为单发、实性、快速生长的皮下或深部肌组织内结节，常伴疼痛和触痛，多发者罕见。结节性筋膜炎分为 3 种类型：①皮下型：为结节性筋膜炎的最常见亚型，位于深筋膜或皮下，形成一个圆形或椭圆形边界相对清楚的结节；②肌内型：位于骨骼肌内；③筋膜型：沿浅筋膜和皮下脂肪小叶的纤维间隔伸展，呈浸润性生长。

2. 结节性筋膜炎是恶性的吗

不是。结节性筋膜炎是一种良性病变，但因为组织学上与恶性肿瘤相似，常常被误诊。导致过度诊断的原因可能是其组织学变异大，发病相对少，且快速生长的临床过程致使组织学常见核分裂象。

3. 哪些人容易得结节性筋膜炎

目前研究认为结节性筋膜炎是一种自限性的疾病。结节性筋膜炎的病因至今不明，有研究认为可能与创伤有关。本病可见于任何年龄段，但是多见于年轻人。国内一项回顾性研究观察了 201 名结节性筋膜炎患者，发现其发病年龄最小为 3.5 个月，最大为 87 岁。发病高峰年龄段为 20~29 岁，次高峰年龄段为 10~19 岁，10~39 岁年龄段发病人数占总数的 55%。性别方面，男女发病无明显差异。

4. 得了结节性筋膜炎需要做什么检查

结节性筋膜炎的影像表现与病变发生部位有关，皮下型和筋膜型表现类似于炎性改变，而肌内型肿块常较大，类似于软组织恶性肿瘤。推荐使用磁共振成像（MRI）进行检查。结节性筋膜炎可见"筋膜尾征"，表现为病灶沿筋膜呈线样延伸，增强后有强化。关于确诊，粗针穿刺活检是必不可少的一步，同时还需要进行免疫组化进一步完善诊断。值得注意的是，结节性筋膜炎患者有较高 Ki67 指数及较大的变化范围，不能因为 Ki67 指数高而将结节性筋膜炎误诊为肉瘤。另外，*USP6* 基因重排是结节性筋膜炎的一种常见遗传学改变，对于临床病理上辅助诊断结节性筋膜炎是一种有价值的工具。

5. 结节性筋膜炎能治好吗

由于结节性筋膜炎是一种非肿瘤性病变，临床治疗主要为局部手术切除，无需系统治疗。单纯切除后，此病很少局部复发。结节性筋膜炎的复发率较低，但如果手术切除不能达到满意的切缘，则肿瘤可能会在数月内复发，复发病例为持续存在的病变，即不完全切除的结果。也有研究发现，即使初次手术切除不完全，病变也未必复发，甚至有些病例未经治疗却自行消退。总体来说，结节性筋膜炎的复发率低，预后很好。对该病明确诊断，尽量减少误诊至关重要。

（张路）

三、原发性骨肿瘤

（一）骨肉瘤

1. 什么是骨肉瘤

骨肉瘤（osteosarcoma，OS）是骨的原发恶性肿瘤，其特征是恶性肿瘤细胞产生类骨质或不成熟骨。

骨肉瘤发病率低，美国每年诊断的新发病近千例，绝大部分发生于 20 岁以下的儿童和青少年。骨肉瘤是儿童和青少年最常见的原发性恶性骨肿瘤，在所有恶性肿瘤中排名第五。

临床上骨肉瘤按解剖位置主要分为髓内型、表面型、骨外型，按照肿瘤恶性程度分为高度恶性和低度恶性。高度恶性髓内型占全部骨肉瘤的 80%，也称为传统或经典骨肉瘤。大多数骨肉瘤发生于长骨的快速生长部位，为实性占位。疼痛和肿胀是骨肉瘤早期最常见的症状。疼痛最初多为间断性，常与生长痛混淆，而导致确诊较晚。骨肉瘤最常发生的部位是股骨远端、胫骨近端和肱骨近端，但是理论上任何骨均可发生骨肉瘤。骨肉瘤可发生血行播散，最常见的转移部位为肺，肺转移也是骨肉瘤致死的最主要原因。骨肉瘤需要经过活检病理结合影像学、临床信息来确诊。

2. 骨肉瘤的早期症状有哪些

疼痛和肿胀是骨肉瘤早期最常见的症状。

骨肉瘤早期多无明显临床症状。进展期会出现疼痛、肿胀、活动障碍、静脉怒张、皮温升高等症状。就疼痛来说，最初多为间断性，常与生长痛混淆，而导致早期确诊较困难。随着肿瘤的生长，疼痛程度会较前加重，疼痛时间会较前持续更久，疼痛时间以夜间为主，甚至影响睡眠。骨肉瘤最常发生的部位是股骨远端、胫骨近端和肱骨近端，但是理论上任何部位均可发生骨肉瘤。大多数骨肉瘤发生于长骨的快速生长部位，为实性占位。肿瘤占位会压迫周围组织产生肿胀感，成为一些儿童患者的主诉，需要引起家长的注意，在洗澡时不经意发现一侧肢体比另外一侧粗大，需及时前往骨科门诊就诊。肿瘤生长的同时会引发周围组织的反应，出现一些伴随症状，比如静脉怒张，皮温升高等。

3. 骨肉瘤的治疗方法有什么

骨肉瘤的治疗方法是以手术为中心的综合治疗，根据分期不同需要专业的骨肿瘤团队来确定不同治疗方案。

骨肉瘤的治疗原则：大多数骨肉瘤患者在多学科协作模式的治疗下，不仅生存率有了显著的提升，而且多数能安全地实施保肢手术。骨肉瘤患者的标准疗法是化疗和手术的联合治疗。尽管在手术后还是手术前进行化疗还存在争议，但目前的共识是单独的手术治疗或化疗，对骨肉瘤的治疗都是不足够的。

在过去 30 年里，骨肉瘤的治疗已经取得了很大的进展。骨肉瘤患者生存率得到了很大提高，这主要归功于有效的化疗。在常规全身性治疗普通型骨肉瘤以前，发现即使实现了局部肿瘤控制，80%~90% 的骨肉瘤患者依然发生转移并死于自身疾病。目前已证实，大部分患者在诊断时就已存在亚临床转移灶，而在疾病早期的时候开始化疗可成功根除这些病灶。

4. 骨肉瘤患者能活多久

骨肉瘤在骨骼肿瘤当中属于最常见的类型，患者的存活时间可以从一年到十几年不等。

骨肉瘤分为很多种类型，不同的类型，恶性程度不同，会出现完全不同的存活时间。除此之外，治疗方法的选择也决定着骨肉瘤患者的存活时间长短。大多数骨肉瘤的恶性程度都是相对比较高的，即便进行了肿瘤的彻底切除手术，甚至进行截肢手术，并且进行足够疗程的化疗，患者的 5 年生存率可能也不到 50%。这是因为骨肉瘤在被发现的时候，一般都已经发生了转移，最常见的就是肺转移。一旦出现肿瘤转移的情况，5 年生存率就会大大降低。如果没有发生其他位置的转移瘤，患者很有可能长期存活，概率在 60% 以上。骨肉瘤有一小部分属于低度恶性，低度恶性的患者，5 年生存率会达到 80% 以上，也会出现 10 年，甚至 15 年的存活时间。

5. 骨肉瘤的病因是什么

骨肉瘤的发病原因尚无定论。多数骨肉瘤患者的癌变过程具有偶发性，并未发现明确的诱发因素。肿瘤分子生物学、分子遗传学的发展为骨肉瘤的研究打开了一个新的局面，使我们发现了一些相关分子和相关基因。既往研究表明骨肉瘤可能与以下因素有关：

（1）化学性因素：目前已经知道许多种化合物在动物实验中都能引起骨肉瘤，如 N-羟基-2 乙酰胺药的铜螯合物等。

（2）放射性因素：多种不同的放射性核素都能引起骨肉瘤，几乎所有趋骨性放射性核素在实验室内均能引起骨肉瘤。

（3）病毒：目前知道可诱发骨肉瘤的病毒有多种肿瘤病毒、SV40 病毒、Harrey 及 Moloney 鼠肉瘤病毒。

（4）细胞分子：CD44、选择素、钙黏素、转化生长因子、骨形态发生蛋白、血小板衍生生长因子、基质金属蛋白酶。

（5）基因方面：如 *RB* 基因（遗传性视网膜母细胞瘤）和 *P53* 抑癌基因（Li Fraumeni 综合征）的缺失和突变，常染色体隐性遗传病如先天性血管萎缩性皮肤异色病（ Rothmund-Thomson 综合征）也与骨肉瘤的高致病率相关。

6. 得了骨肉瘤要做哪些检查

骨肉瘤的检查一般包括三个方面，主要是血液学检查、影像学检查和病理活检。

血液学检查，包括血常规、生化、凝血、血型、感染筛查等。主要了解患者的一般状况和为下一步诊治进行准备，特别是需要检查乳酸脱氢酶和碱性磷酸酶这两个指标，这两个指标对肿瘤之后的疗效判断有一定的帮助。

影像学检查包括肿瘤原发部位的 X 线片、CT、增强磁共振以及全身骨扫描、肺部 CT、腹部 CT、淋巴结超声等等分期检查，以明确患者局部的情况以及有无全身转移的情况。

第三个也是最重要的检查是病理活检，病理是疾病诊断的"金标准"，骨肉瘤的病理活检首选粗针穿刺活检，目的是在治疗之前拿到明确的病理诊断。需要特别注意的是，穿刺活检部位的选择有一定的要求，需要由外科医生根据之后可能要做的手术来确定穿刺部位，目的是在手术时将可能存在污染的穿刺活检针道一并切除，以减少术后复发的风险。

7. 骨肉瘤患者是否都必须被截肢

骨肉瘤并不是必须截肢。目前临床极少数病例因肿瘤过大需要截肢，绝大部分不需要截肢。

随着现在化疗药物、手术技术以及生物材料技术的发展和进步，目前60%~80%的骨肉瘤患者都能进行保肢手术。哪些患者能做保肢手术呢？可以分为以下几大类：①骨肉瘤分期比较早，Ⅰa、Ⅰb、Ⅱa或者是化疗效果比较好的Ⅱb期的患者可以考虑保肢手术，神经血管最好是没有被侵犯；②有良好的重建技术，保肢手术后功能优于截肢手术；③患者经济条件允许，患者保肢意愿强烈，可以考虑保肢手术。已经发生病理性骨折的患者是否能够做保肢手术呢？目前是有争议的，但是从文献报道看，这类患者采取保肢手术，局部的复发率和转移率并不比截肢手术高，所以说在目前这条已经不是一个绝对的保肢手术禁忌证；此外，有远处转移，但远处转移的病灶能够控制或者能够切除的这一类患者，也是可以考虑保肢的。对于以下几种情况，截肢手术的可能性更大：①合并有感染；②患者比较小，生长潜力比较巨大；③血管神经受累，做保肢手术功能方面并不优于截肢。跨关节面的骨肉瘤目前也不是保肢手术禁忌证，2~4个疗程的术前新辅助化疗对于大部分患者来说可以起到降期的作用，从而增加保肢手术的机会。

8. 骨肉瘤术后多长时间能恢复

骨肉瘤手术出院一般是在2周内，完全恢复走路功能一般在3~6个月。

骨肉瘤手术比较复杂，多久能够恢复取决于做什么部位的什么手术。骨肉瘤好发于股骨远端和胫骨近端，但是在骨盆、肱桡骨等各处骨骼都有可能发生。

人工关节置换术后：对于常见的股骨远端、胫骨近段和肱骨近端的骨肉瘤，需要进行关节置换手术。同样的关节置换手术，上肢的肱骨恢复最快，股骨远端手术恢复其次，胫骨近端手术恢复最慢。最常见的股骨远端的骨肉瘤术后14天就可以进行功能锻炼，一般术后1个月就可以适当下地活动了。具体恢复时间因人而异，一般行走功能大致恢复需要3~6个月时间。术后仍然需要进一步化疗。

截肢术后：一部分骨肉瘤患者接受截肢手术，恢复起来较人工关节快，伤口一般在2~3周可拆线，术后6个月可以安装假体。假体安装后还要继续到专科医院进行功能锻炼。

9. 骨肉瘤好发于什么样的人群

骨肉瘤发病率低，病因不明，某些因素可能与发病风险具有一定的相关性。

年龄：10~20 岁的青少年。

性别：男性的发病率高于女性，大致为 2∶1。身高较高或骨骼生长较为快速的青少年。

易感人群：骨肉瘤是儿童和年轻成人最常见的原发性恶性骨肿瘤。对于儿童，骨肉瘤的发病高峰是 13~16 岁，与青少年生长突增期一致。骨肉瘤在男孩中更常见，黑人和其他人种多于白种人，但原因不明。

对于年龄较大的成人骨肉瘤患者，与儿童一样，男性更多见。但与儿童不同的是，白种人比黑人或其他人种更常见。

10. 骨肉瘤需要化疗多长时间

骨肉瘤化疗时间长短与肿瘤分期、治疗策略密切相关，如肿瘤已经发展到晚期，并发全身广泛转移，化疗为此阶段控制肿瘤发展的主要手段，需长期进行。如肿瘤处于早期，化疗手段仅为辅助治疗方案，具体化疗时间与手术方式有关，截肢手术需进行 6 个周期的辅助化疗，通常需要半年左右才能完成术后辅助化疗。保肢治疗前需进行 2~3 个周期的辅助化疗，如肿瘤细胞坏死率 >90%，可以进行保肢手术，术后还需进行 6~9 个周期的化疗。如辅助化疗无效，多改为截肢治疗，术后再进行 6 个周期的化疗。

11. 骨肉瘤的 X 线片表现有哪些

典型的骨肉瘤的 X 线片表现为骨组织同时具有新骨生成和骨破坏的特点。

（1）骨膜反应：肿瘤多位于长管状骨的干骺端，边缘不清，骨小梁破坏，肿瘤组织密度增高，穿破骨皮质后，肿瘤将骨膜顶起，产生该病具有特征性的 X 线征象——考德曼套袖状三角（Codman-三角）。这种现象在部分骨髓炎和尤因肉瘤中可见到，在骨肉瘤中则是非常典型的。晚期可看到肿瘤浸润软组织的阴影，可在部分病例中见到病理性骨折。

（2）溶骨破坏：在长骨的干骺端或者皮质骨松质骨交界处出现虫噬样改变，随着肿瘤的进展，破坏区域逐渐增大、融合形成较大范围破坏。

（3）新生骨形成：肿瘤骨是骨肉瘤最典型的改变，也是 X 线诊断的重要依据，一般新生瘤骨呈现细针放射样的、棉絮样的、象牙质样的改变。

12. 骨肉瘤生存率有多少

在我国早中期骨肉瘤治愈率约为 60%，晚期骨肉瘤治愈率低于 10%。

目前通过规范的治疗，在没有发生转移的情况下，无转移的四肢骨肉瘤的 5 年生存率可以达到 60% 以上，即使发生了肺转移，如果仅仅是局限性的肺转移，也可通过手术、化疗、靶向治疗等综合方法实现治愈。影响骨肉瘤生存的主要因素就是远处转移，主要是肺转移。目前已证实，大部分患者在诊断时就已存在临床微转移灶，化疗可有效地清除这些微转移，明显降低转移率，提高疾病的治愈率。在常规全身性治疗普通型骨肉瘤以前，发现即使实现了局部肿瘤控制，80%~90% 的骨肉瘤患者依然发生转移并死于自身疾病。在过去 30 年里，骨肉瘤的治疗已经取得了很大的进展，骨肉瘤患者生存率得到了很大提高，这主要归功于有效的化疗将骨肉瘤生存率从 20% 提升至 60% 以上。

13. 骨肉瘤能进行靶向治疗吗

目前晚期骨肉瘤可以选择靶向治疗。

骨肉瘤发生肺转移是导致患者死亡的主要原因，所以骨肉瘤肺转移后的治疗选择非常关键和重要。发生肺转移的骨肉瘤 5 年生存率在 20%~30%，最近一些年靶向治疗的出现，一定程度地提高了骨肉瘤肺转移患者的生存率。

骨肉瘤发生肺部转移的患者，可采用血管抑制剂类的靶向药物治疗。目前暂时没有获批的药物，但是临床上安罗替尼、阿帕替尼治疗效果很好，此外治疗软组织肉瘤的靶向药物培唑帕尼也有较好的效果。

靶向药物治疗骨肉瘤肺转移是当前临床治疗的重要进展之一。但是靶向药物作用有局限性，所以靶向药物控制肺部转移和肢体骨肉瘤的同时结合手术治疗，可能是未来重要治疗进展。其他靶向药，比如乐伐替尼、卡博替尼等各有各的特点，从覆盖的靶点角度看，靶点不是越多越好，而是越有针对性越好。这方面是目前国内外研究的热点。

14. 治疗骨肉瘤术前化疗需要进行多久

骨肉瘤术前化疗一般进行 2~4 个周期，21 天为 1 个周期。

新辅助化疗并不能在辅助化疗的基础上提高生存率，但至少有以下优点：①化疗期间有足够的时间进行保肢手术设计；②化疗诱导肿瘤细胞死亡，促使肿瘤边界清晰化，使得外科手术更易进行；③有效的新辅助化疗可以降低术后复发率，使保肢手术能更安全地进行；④对手术后的标本进行坏死率评估，一方面进行预后评估，另一方面根据化疗反应进行辅助化疗方案的修订，即挽救化疗（salvage chemotherapy）。关于术前化疗的时间，国际上大多数医院为 2~4 个疗程，共 6~12 周。有学者试图通过延长新辅助化疗时间来提高肿瘤坏死率，进而改善预后，但实际上，化疗时间延长了，肿瘤坏死率提高了，但生存率却没有相应提高，因此肿瘤坏死率作为预后因素的价值下降了，故不建议随意延长新辅助化疗时间。

15. 骨肉瘤的 CT 表现有哪些

骨肉瘤 CT 表现为：①溶骨性骨破坏：表现为骨松质斑片状缺损，骨皮质表面或全层虫蚀样、斑片状破坏，若骨髓腔的脂肪低密度被软组织密度所取代，内可见斑片状瘤骨；肿块密度不均匀，内可见低密度坏死区；②肿瘤骨生成：表现为骨松质内斑片状高密度影和骨皮质增厚；③骨膜反应：CT 多层面重建示骨膜反应，呈条状花边状，可见 Codman 三角；④软组织肿块：内可见云絮状瘤骨，常偏于一侧或围绕病骨生长，边缘模糊，其内常见囊变、坏死区，与周围分界不清。行 CT 增强扫描时肿瘤实质呈明显强化，与周围血管关系清楚。

CT 较 X 线片在反映骨肉瘤的大小、部位、范围、与周围关系时优势较大。目前临床上经常使用多层螺旋 CT。

16. 骨肉瘤保肢手术指征是什么

目前骨肉瘤保肢手术指征为肿瘤未侵犯重要血管神经。

多年前骨肉瘤治疗方法首选截肢手术，即切除骨肉瘤肢体，希望可挽救生命。但骨肉瘤作为全身性肿瘤，即使将肿瘤切除，亦可于其他部位出现转移，导致患者生命受到威胁。近 30 年随着化疗的发展，80%~90% 的患者可获得保肢治疗。一般手术方式有：假体置换术、异体骨替代重建术等。目前在技术上基本成熟。将病发的骨骼切除，用金属骨或关节代替原有肿瘤骨的关节或骨结构。手术指征主要包括肿瘤可得到彻底切除及使用合适的假体进行重建。骨肉瘤保肢术后，功能锻炼非常重要，一般需要在 6 周时间内进行功能锻炼。一般术后 2 周开始锻炼，而不是术后马上锻炼。锻炼的好坏直接决定了术后功能的好坏。如果保肢术后失败或复发严重无法切除则需要进行截肢手术。

17. 骨肉瘤化疗期间有哪些注意事项

（1）化疗期间需戒烟、戒酒，以免导致抵抗力的进一步下降，带来新的危险。避免剧烈活动、过度劳累，以免发生损伤，带来治疗上的困难。

（2）饮食方面，无特殊忌口，推荐进食精细、有利于健康、有利于消化的食物，避免粗糙食物，以免损伤消化道黏膜并发出血和感染。

（3）化疗输注甲氨蝶呤期间，注意减少强酸性食物的摄入，保持尿 pH 值在 7~8。遵医嘱漱口，以减少口腔溃疡的发生。

（4）输注异环磷酰胺期间避免食用西柚或饮用西柚汁，以免减弱治疗效果。

（5）顺铂给药 5 天内不要接受冷刺激，如在寒冷气候下避免进行户外活动，不吃冰冷的食物，不喝冷饮，不触摸寒冷的表面或物体，不用凉水洗手，避免接近空调或冰箱。

（6）使用阿霉素类前，患者遵医嘱准时服药以减少不良反应的发生。尤其是多数患者在第一次输注多柔比星脂质体后出现过敏反应，再次输注基本无过敏反应。

（7）患者白细胞低于 $4 \times 10^9/L$ 时，注意体温变化，戴口罩，避免去人多的场所。病室内减少陪住和探视，每日紫外线照射房间。当患者白细胞低于 $2 \times 10^9/L$ 时，避免吃生冷食物，所有食物必须在加热后方可入口。所食用的水果要新鲜完整，不能有破损或虫咬伤，并且要煮熟食用。饮用水为温开水，还可饮用经加热的未曾开过封的完整矿泉水。避免感染的发生。

（8）患者血小板低于 $75 \times 10^9/L$ 时，活动时应注意，防止碰伤。不能用力擤鼻子，如出现鼻出血等现象，及时通知医护人员。避免情绪激动，避免患儿哭闹，保持大便通畅，防止颅内出血。

（刘佳勇）

（二）骨尤因肉瘤

1. 骨尤因肉瘤患者有什么症状

骨尤因肉瘤多见于儿童及少年，好发于四肢长骨骨干。目前未发现明确病因，可能与环境因素、遗传因素、理化因素有关。疼痛是最常见的临床症状，大约有 2/3 的患者会出现程度不同的疼痛。刚开始疼痛不严重，但逐渐加重。如果肿瘤发生于骨盆部位，疼痛可沿下肢放射，影响髋关节活动；如果在下肢的骨骼上，则出现跛行、关节僵硬。位于肋骨的病变可引起胸腔积液等。位于脊柱的肿瘤如果侵犯了脊髓，可产生下肢的放射痛、无力和麻木感。随疼痛的加剧而出现局部肿块，肿块生长迅速。肿块表面可呈红、肿、热、痛的炎症表现。患者可出现发热、周身不适、乏力、食欲下降及贫血等症状。可发生肺及其他部位转移。值得注意的是，不是所有的骨痛、活动障碍等都是恶性肿瘤引起的，我们在门诊看到的患者，很多都是因为外伤、退行性改变等引起的。所以，出现了上述症状，建议患者到专业的医院就诊，做到心里有数。

2. 诊断骨尤因肉瘤需要做哪些检查

骨尤因肉瘤的诊断需要临床、病理及影像学结合起来共同判断。

首先，不要忽视病史及体格检查：患者有无骨肿瘤家族史；有无发热、消瘦及贫血、骨痛、大小便失禁、坐骨神经痛、胸腔积液、骨压痛等。患者身体局部有组织肿块，其生长很快，局部压痛较多见。

其次，CT 和 MRI 是无创检查的最好方式，能较好地判断肿瘤的范围及侵犯软组织的情况。在 CT 表现上，病变呈片状、筛孔状和虫蚀状溶骨性破坏，其内可包含斑片状骨质增生硬化。病变早期可见广泛的骨旁肿块，内有针状骨，长短不一，较纤细，为肿瘤间质成骨。在 MRI 中，髓腔内呈混杂信号影，T_1 为低信号影；T_2 为中高混杂信号影。

核素骨扫描不仅可显示原发病灶的范围，而且还可发现全身其他病灶。PET/CT 可以显示患者肿瘤的转移情况。

有创的检查包括 CT 或超声引导下活检或者切开活检取出部分肿瘤，进行显微镜下的组织学检查。这些结果会经过病理科医生、临床医生及影像科医生一起讨论，最终明确诊断。

3. 骨尤因肉瘤应该如何治疗

骨尤因肉瘤恶性程度高、病程短、转移快，采用单纯的手术、放疗、单药化疗，效果均不很理想，绝大多数患者在 2 年内死亡，5 年生存率不超过 10%。近年来采用系统治疗，使骨尤因肉瘤治疗后 5 年生存率提高到 75% 以上。系统治疗包括以下几点：

（1）化疗是治疗中最重要的方法，一半以上的骨尤因肉瘤患者经过以化疗为主的综合治疗后可以治愈。此病发病年龄较低，很多为儿童，他们经过规范化的治疗后大多可以正常上学。目前化疗主要运用环磷酰胺（CTX）、长春新碱（VCR）、阿霉素（ADR）、放线菌素-D（ACTD）、异环磷酰胺（IFO）、依托泊苷（VP-16）等。

（2）放射治疗是尤因肉瘤手术外重要的补充治疗手段。局部放疗一般用于手术无法切除或可能有残留的肿瘤；全肺放疗用于肿瘤伴肺部转移者，对孤立的肺部转移灶有较好的治疗效果。放疗有副作用，比如皮肤反应、骨髓抑制、软组织纤维化、放疗部位骨折、放疗部位发生第二肿瘤等。有专家认为，局部放疗的一般剂量为 55.8~60Gy，术后治疗残留病变的剂量为 45Gy。在制订放疗方案时必须考虑周围组织和器官的耐受性。目前放疗在手术后切缘阳性的病例中应用较多，效果较肯定，而且放疗剂量低，并发症相应减少。

（3）手术方面，临床上常用的手术种类是截肢术或关节离断术、肿瘤局部切除术、瘤段整块切除重建术。为了正确地选择手术方案，术前应对患者进行全面、认真的评价，根据患者的年龄、肿瘤的部位、肿瘤的大小和肿瘤毗邻的重要解剖组织，决定采用何种手术方式。由于术前大多使用疗程不等的化疗，因此还需评估肿瘤对化疗的临床反应程度，这往往需要比较化疗前后原发病灶的 X 线片、CT或 MRI，以确保手术成功。骨尤因肉瘤的最佳手术方案是保证切缘干净的广泛性整块切除术，无瘤切缘是保证良好的局部及全身肿瘤控制的先决条件。如有可能，切除肿瘤时应同时切除部分正常组织。

（4）靶向治疗逐渐成为研究新热点。骨尤因肉瘤组织血供丰富，容易发生早期血行转移，因此其血管生成机制也得到广泛研究。靶向治疗可能会抑制肿瘤细胞生长，甚至使其完全消退而又不影响正常细胞、组织或器官的功能，提高疗效的同时又能减少毒性反应。

4. 骨尤因肉瘤患者能保留肢体吗

可以的，目前很多研究显示，经过规范化的系统治疗，患者可以保留肢体长期存活。目前国内一致的观点是，如果肿瘤病灶能够完整切除均应实施手术，在此基础上尽量保留功能，提高患者的生活质量。因此，术后的功能重建问题也需要进一步研究。但是，保肢是有一定条件的。首先要对化疗敏感，其次医生需要能把肿瘤切除干净，另外保肢手术适用于确诊时没有转移的患者，或者转移灶可以通过系统治疗来控制的患者，同时患者也需要具备一定经济能力，因为保肢手术及术后康复造成的经济负担要比截肢手术重。

既然有保肢的可能，就不要着急手术，因为这个病不是手术能完全治愈的。作为医生，我们也经常会"拒绝"草率的手术要求。在门诊经常遇到这样的情景：患者身患肿瘤，行动不便，疼痛难忍，严重影响生活质量。这时候患者和家属都会泪眼婆娑地哀求医生"尽快"为患者手术，"根治"肿瘤。医生十分同情患者，对他们来讲，背负着一个巨大的肿瘤，身心上的痛苦是难以忍受的。但是，医生会拒绝马上手术，这是为什么呢？因为看病是为了"看好"，而不是"看快"。我们要在手术前多问几个问题。

首先，肿瘤是否侵犯了重要的血管和神经？重要的血管和神经如果受到损伤，患者的机体功能将受到不可逆的损害，如运动功能丧失，严重的术后疼痛，甚至肢体坏死面临截肢等。通过术前的影像学检查，我们可以初步判断肿瘤的侵犯范围，然后决定是否进行血管置换、神经重建、皮瓣修复等较为复杂的手术方式。这样，既可以保证肿瘤切除"彻底"（安全的切缘），也可以最大程度保留肢体功能，让患者术后的日常生活不受影响。

其次，患者的病理类型是否清楚？道理很简单，就是"对症下药"！如同其他恶性肿瘤，不同病理学亚型的肉瘤，治疗的策略也是不一样的。骨尤因肉瘤对化疗敏感，因此不要着急开刀，应该先进行新辅助治疗。理由有几个：一是肿瘤缩小后可以提高手术成功率，保证切除"彻底"；二是减少术后功能的影响；三是判断肿瘤对化疗的敏感性。

肿瘤是否已经发生了转移？如果肿瘤已经发生转移，且转移灶控制不佳，只有一种情况需要手术：患者的肿瘤局部症状严重，如疼痛、破溃、感染等严重影响生活质量。此时手术叫"姑息性手术"，因为即使切除了局部的肿瘤，只能缓解症状或减少肿瘤负荷，而身体其他位置（如肺、脑、骨骼等）仍存在危及生命的肿瘤。甚至，当局部肿瘤切除后，还会加速肺部、脑部等重要器官的肿瘤进展，加重病情。所以，"拒绝"是为了让患者获益最大。

回到开头，这些患者在听完医生的解释后，不但理解了拒绝"尽快"手术的理由，而且积极配合治疗，大部分都达到了预期的治疗效果。最后，希望大家理解：每一个患者都是特殊的，一个人的治疗方案并不能完全适用于另一个人，医生要根据患者的特殊情况进行个体化处理，这就需要治疗前进行充足的准备。还是那句话：看病是为了"看好"，而不是"看快"，只有这样才能让患者获得最长的生存时间和最佳的生活质量。

5. 骨尤因肉瘤治得好吗

影响预后的指标主要包括尤因肉瘤是否发生远处转移、患者年龄大小、肿瘤体积、是否存在骨盆或脊柱的多中心病变、对化疗的敏感性等。确诊时出现远处转移者 5 年无病生存率只有 20% 左右，而没有转移病灶者为 69%。确诊时年龄越大预后越差。10 岁以下患者的无病生存率为 70%，10~17 岁患者无病生存率为 60%，18 岁或大于 18 岁患者的无病生存率为 44%。肿瘤的体积越大，生存率越低。在无转移患者中，肿瘤最大直径大于 8cm 的比小于 8cm 的无病生存率要减少 20%，分别为 75% 和 55%。化疗是治疗中最重要的方法，一半以上的骨尤因肉瘤患者经过以化疗为主的综合治疗后都可以被治愈。此病发病年龄较低，很多儿童经过规范化的治疗后可以正常上学。

（张路）

（三）软骨肉瘤

1. 什么是软骨肉瘤

软骨肉瘤是原发性骨肿瘤的一种形式，它起源于骨骼转化和产生软骨的细胞。软骨肉瘤通常出现在腿部、手臂、肩部和骨盆骨骼中。然而，它也可以出现在身体的其他区域，如肱骨、胫骨和股骨的近端，胸壁以及胸骨。这种类型的肉瘤可能发生在健康的骨骼以及良性骨肿瘤上。在一些罕见的情况下，它生长在毗邻骨骼的肌肉内。

2. 软骨肉瘤都有哪些类型

软骨肉瘤在病理上可分为中心型、去分化型、透明细胞型、间叶型以及骨膜型软骨肉瘤。

3. 导致软骨肉瘤的原因都有哪些

与许多其他类型的骨肿瘤一样，造成软骨肉瘤发生的确切原因尚不清楚。

与健康个体相比，患有罕见良性骨肿瘤——软骨瘤或骨性软骨瘤的人患软骨肉瘤的可能性略高。内生软骨瘤病或奥利尔病（Ollier disease）是软骨肉瘤的另一个危险因素。罕见的遗传性疾病，如马富奇综合征（Maffucci syndrome）和多发性外生骨疣也可能增加患软骨肉瘤的风险。

4. 软骨肉瘤都有哪些症状

软骨肉瘤的症状因患者而异，以下是常见症状：肿瘤周围轻微至剧烈疼痛，肿瘤部位发红和肿胀，疼痛往往随着活动而增加，现有外生骨疣增大，受肿瘤影响区域肢体活动范围缩小，行走时一瘸一拐，肿瘤位于骨盆中可引起尿频异常或尿阻塞。

5. 软骨肉瘤可以预防吗

由于病因不明，不可能阻止这些肿瘤的生长。但是目前正在开展研究，以制订一些措施，预防这种疾病。

医生认为，各种与骨骼有关的疾病会增加患骨肿瘤的风险。一些研究表明，肿瘤与有关区域的创伤之间可能有联系。然而，目前还不清楚这些创伤是否导致这种情况或只是引起人们注意以前未被发现的肿瘤。

6. 怎样诊断软骨肉瘤

医生进行详细的体格检查，并研究患者受影响区域之前的骨外伤的病史。

患者的体征和症状也经过仔细研究。患者被问及各种问题，包括健康习惯，严重疾病的病史和采取的治疗。以下检查也用于进行诊断：

（1）X射线：这项检查使用高能辐射对受影响的内部结构进行成像。它对观察肿瘤的大小、形状和位置非常有用。

（2）骨扫描：在骨骼扫描中使用扫描仪和低水平放射性物质来检测骨骼中的

肿瘤细胞。

（3）CT（计算机断层扫描）：在这个成像测试中，旋转相机使用 X 射线拍摄器官和组织的横截面图像。

（4）磁共振成像：用无线电波和强大的磁铁拍摄内部受影响区域的详细图像。

（5）PET（正电子发射断层扫描）和 PET/CT：放射性正电子（带正电荷的粒子）用于检测人体化学活动和新陈代谢的细微变化。这些粒子产生的图像显示了身体的功能，而不是身体的内部结构。

（6）活检：这项检查包括从肿瘤中取出一个组织样本在实验室进行检查。医生可以用针头穿刺或在皮肤上切开来收集样本。

（7）血液测试：验血对诊断这种疾病不是很有用。然而，验血可以用来排除其他类型的癌症。

（8）放射学检查：放射学检查可以通过检测软骨样基质矿化（代表软骨内骨化）以及软组织扩张和深层骨内扇贝状突起的快速生长特征来提示软骨肉瘤的存在。通过检查发现的矿化软骨样基质具有独特的"环形和弧形"钙化模式。

7. 软骨肉瘤如何分级分期，含义是什么

肿瘤分级是根据显微镜下肿瘤细胞的外观进行的，这有助于估计肿瘤进展为恶性可能需要的时间。低级别代表外观几乎正常和生长缓慢的肿瘤，其扩散概率较低。高级别肿瘤中的细胞外观异常，生长迅速，扩散到邻近区域。

这种类型的骨肿瘤分为三类，Ⅰ级肿瘤表示低度恶性，Ⅱ级肿瘤表示中度恶性，Ⅲ级肿瘤表示高度恶性。

骨肿瘤的分期意味着确定肿瘤的大小和转移到原发部位以外的分期。分期有助于医生确定最合适的治疗方案。软骨肉瘤可以按以下方式分期：

ⅠA 期：表示未扩散到受累骨外的低级别肿瘤。

ⅠB 期：这一阶段被认为是低级别的，但已经扩展到包含血管和神经的软组织。

ⅡA 期：这一阶段包括尚未扩散到硬骨外的高级别肿瘤。

ⅡB 期：表示已经扩展到骨骼周围软组织的高级别肿瘤。

Ⅲ期：这个阶段的肿瘤可以是低度的，也可以是高级别的，位于骨骼内部或

外部。然而，肿瘤已经转移到其他骨骼和身体其他部位，与肿瘤的原发部位没有直接联系。

8. 软骨肉瘤的鉴别诊断有哪些

软骨肉瘤的鉴别诊断包括确保没有引起相同体征和症状的下列疾病：软骨母细胞瘤、佩吉特病、软骨瘤、纤维发育不良、骨肉瘤、纤维肉瘤、脊索瘤、转移癌、软骨黏液样纤维瘤、纤维组织细胞瘤、软骨瘤病。

9. 软骨肉瘤有什么治疗方法

软骨肉瘤的治疗取决于许多因素，如肿瘤的分期、位置和大小，以及患者的年龄和整体健康状况。有不同的治疗方法可供选择。

手术切除肿瘤被认为是最有效的治疗方法。在手术过程中，一些周围的健康组织也会随着肿瘤一起被切除。不同类型的治疗方法包括：

（1）保肢手术：在这个手术中，恶变的软骨和骨头以及周围的一些肌肉被切除。可进行骨移植或金属假体置换。在大多数情况下，患者需要适当的康复，以恢复受影响肢体的完全功能。

（2）截肢：截肢包括完全或部分切除患肢。被切除的肢体暂时用一个假肢代替，然后用一个永久性的假肢代替。

（3）放射治疗：高能射线在放射治疗中被用来破坏肿瘤细胞。肿瘤周围的健康细胞也受到一定程度的损伤。

（4）化疗：在化疗中，医生用某些药物来破坏肿瘤细胞。化疗是治疗各种肿瘤的常用方法。然而，化疗很少用于治疗这种类型的肉瘤。

10. 软骨肉瘤的后续护理应注意什么

对于这种类型的骨肿瘤患者，治疗结束后的定期检查非常重要。X线检查被用来发现任何复发的早期迹象。这些后续检查需要进行几年。如果患者在此期间发现任何异常症状，建议立即联系医生。

11. 软骨肉瘤预后怎么样

治疗的结果主要取决于肿瘤的分级和肿瘤切除手术的成功率。低级别肿瘤的预后通常较好，而高级别肿瘤的预后通常较差。

12. 软骨肉瘤患者的生存率是多少

患者的预期寿命因肿瘤等级的不同而不同。这种类型的Ⅰ级肿瘤患者的生存率在 90% 左右，而Ⅱ级肿瘤患者的生存率在 60%~70% 之间，Ⅲ级肿瘤患者的生存率为 30%~50%。

13. 软骨肉瘤发病率是多少

全世界每年每 20 万人中就有 1 人得这种疾病。这种类型的肉瘤通常发生在 40 岁以上的人身上。然而，它会影响 20 岁以上的年轻人以及 60 岁左右的老年人。与女性相比，男性更容易受到影响。它有时也会发生在儿童身上。

（樊征夫）

········· （四）骨巨细胞瘤 ·········

1. 骨巨细胞瘤是癌症吗

骨巨细胞瘤是良恶性交界的肿瘤，不能简单归类为癌症。

骨巨细胞瘤于 1940 年首次被报道，是骨来源的最常见的肿瘤之一。目前肿瘤的原因尚不清楚，绝大多数证据显示其来源于骨髓间质细胞。

最早医学界认定骨巨细胞瘤为良性肿瘤，是因为肿瘤的局部进展缓慢，典型的骨内病变可见"皂泡样改变"，有明显的边界。肿瘤很少侵犯周围正常组织，主要病灶还是集中在骨组织内。这种肿瘤很少发生扩散，通过目前的手术治疗可以治愈，带来很好的治疗效果。随着病例数的增多，医学界发现此类肿瘤中有一小部分侵袭力非常强，不但能浸透骨皮质，还有 5% 的骨巨细胞瘤患者出现肺转移。综上，骨巨细胞瘤更多可能表现出良性肿瘤的一面，也偶尔有少部分表现出恶性肿瘤的一面，所以我们称骨巨细胞瘤为良恶性交界的肿瘤。病理改变可分为三级：Ⅰ级为良性；Ⅱ级有恶变倾向；Ⅲ级为恶性。但Ⅰ级者也可以早期出现肺转移。

2. 骨巨细胞瘤患者有生命危险吗

骨巨细胞瘤患者极少情况下有生命危险。

此类肿瘤中有一小部分侵袭力非常强，不但能浸透骨皮质，还有 5% 的骨巨细胞瘤患者出现肺转移，表现出明显的恶性肿瘤的生物学行为，给人体带来明显的损害，甚至死亡。

3. 骨巨细胞瘤肺转移症状是什么

骨巨细胞瘤作为少见恶变的交界性肿瘤，肺转移率较低。患者骨巨细胞瘤向肺转移后早期无症状，晚期到医院检查时会发现小的肺结节。当结节变大时，患者会有胸痛和咳嗽。建议患者尽快去医院治疗。患者应定期进行肺部检查。转移可通过 X 线尤其是肺 CT 早期发现。仅极少数骨巨细胞瘤患者出现肺转移，初期一般没有反应，仅可根据影像诊断发觉肺部出现 1 个或几个小结节。因而，患者应定期开展肺部影像学检查。

4. 骨巨细胞瘤如何诊断及治疗

骨巨细胞瘤需要影像学、病理学、临床信息共同诊断。根据分期治疗，以手术为主。

对于骨巨细胞瘤的影像学检查，X 线片是最具诊断价值的检查手段，在大多数病例中 X 线片即可确诊。骨巨细胞瘤 Campanacci 分期是目前骨巨细胞瘤影像学分期最重要的标准，被临床医师广泛采用。包括：一期，病灶边界清晰，四周有硬化带环绕，基本无骨皮质受累；二期，肿瘤有明显的边界，无骨硬化，皮质骨变薄与膨胀；三期，肿瘤边界不清，有皮质骨破坏，软组织侵袭。随着分期的增高，骨巨细胞瘤的侵润性不断增加，骨皮质以及骨软组织侵袭程度不断加重，手术复发率也增加。

骨巨细胞瘤按照 Campanacci 分期进行手术治疗，一期、二期患者理想的治疗方法是采用刮除的外科手术，既降低了肿瘤的复发率，又极大限度地保留了肢体的功能。三期患者需要进行扩大切除，从而达到边缘或广泛切除的目的。骶骨和部分脊柱的骨巨细胞瘤不宜使用外科手术，放疗可致肿瘤恶变，可用动脉栓塞疗法。

化疗对骨巨细胞瘤的效果并不令人满意，应慎重选择化疗药物。出现远隔转移的患者，目前可以推荐选择新药地舒单抗治疗。

5. 骨巨细胞瘤微创治疗效果如何

骨巨细胞瘤的微创治疗是手术治疗的补充，并不能代替手术治疗。

骨巨细胞瘤的微创治疗主要指采用介入技术治疗骨巨细胞瘤，通常与手术相结合。传统骨巨细胞瘤治疗，首先通过传统手术进行刮除或切除骨巨细胞瘤的肿瘤组织，手术难点为难以彻底切除干净。可采用一些辅助手段，如苯酚、无水乙醇、高速磨钻进行进一步处理，也可考虑微创。目前，手术中采用微创冷冻技术，有助于彻底清除残留在骨中的肿瘤细胞，降低复发率。多数临床病例证明，较传统单纯刮除手术，结合微创治疗术后患者复发率低，骨性结构重建结果较好。此外，少数复发病例解剖位置不佳，如椎体、骶骨等，可以考虑通过经皮的方法对病灶进行灭活，以减少患者开放手术的损伤和痛苦，有效控制骨巨细胞瘤的复发。

（高天）

（五）骨软骨瘤

1. 什么是骨软骨瘤

骨软骨瘤是一种良性骨病，指发生在骨表面的骨性突起，其顶端有一软骨帽，又称外生骨疣。骨软骨瘤占骨良性肿瘤的 31.6%，居首位，是儿童期最常见的良性骨肿瘤，可影响骨骺发育或产生肢体畸形。

骨软骨瘤通常位于干骺端的一侧骨皮质，向骨表面生长，在膝关节周围和肱骨近端最为多见。本病可分为单发性和多发性两种，多发性有遗传倾向，是一种常染色体遗传疾患，65% 的病例有家族史，又称为多发性外生骨疣，具有常染色体显性遗传特征，主要经父系遗传，且有一代比一代严重的趋势。约 30% 的多发性骨软骨瘤患者存在基因突变，多发性骨软骨瘤常见于儿童和 20 岁左右的青年，男性略多于女性。多发性骨软骨瘤病命名比较混乱，概念不统一。如软骨发育不全、干骺端续连症、多发性软骨外生骨疣。有的学者指出不伴有干骺端塑形缺陷的称多发性骨软骨瘤病，伴有干骺端缺陷的称骨干续连症。前者可于骨发育成熟后出现新的病变，属骨肿瘤范畴，后者骨发育成熟后不再出现新的病变，属于错构瘤。

2. 骨软骨瘤的病因是什么

骨软骨瘤不属于严格意义上的肿瘤，是生长方面的异常或称错构瘤。瘤体有软骨帽和一个从骨侧面突出的骨组织。成因可能是病变从靠近骨膜的小软骨岛长出，或来自骺板软骨。凡软骨化骨的部位均可发生，下肢长管状骨占 1/2，股骨下端和胫骨上端最多，其次为肱骨上端、桡骨和胫骨下端以及腓骨的两端。病变位于干骺端，随生长发育逐渐远离骺板。骨疣的增长是靠软骨帽深层的软骨化骨作用。患儿发育成熟后，骨疣即停止生长。成年后软骨帽逐渐退化以至消失，偶持久存在并可继发为软骨肉瘤。

3. 骨软骨瘤的常见临床表现和危害是什么

肿瘤早期一般无症状，仅在常见部位如膝关节上下，或者肩关节旁触及一硬结。肿瘤大小不一，可由数厘米至十余厘米，巨大的肿瘤表面呈分叶状、菜花状。肿瘤由骨性基底、软骨帽和纤维包膜三部分构成。骨性基底可宽可窄，内为骨小梁和骨髓，外被薄层骨皮质，两者均分别与母体骨的相应部分相连续。软骨帽位于骨性基底的顶部，为透明软骨，其厚度一般随年龄增大而减退，至成年可完全骨化。肿瘤增大时可有轻度压痛和局部畸形，影响美观；近关节的肿瘤可引起活动障碍，或可压迫邻近的神经而引起相应的症状。肿物遭到直接冲击或蒂部发生骨折以后会产生疼痛感觉。腰椎的骨疣可引起马尾神经的压迫症状。足和踝部肿物会使走路和穿鞋困难，有的可并发滑膜炎。若肿瘤突然长大或生长迅速，应考虑有恶变的可能。恶变成软骨肉瘤，可出现远处转移，威胁生命。

4. 诊断骨软骨瘤需要做什么检查

由于骨软骨瘤在 X 线片上的表现具有特征性，常规的正侧位 X 线片一般可确诊。根据临床需要，可进一步行病变的 CT 或者增强磁共振检查，更详细地了解病变的范围、大小和软骨帽的情况。

X 线片检查可见骨性病损自干骺端骨质边缘突起，因为软骨帽和滑囊不显影，肿瘤的骨质影像与其所在部位干骺端的骨质结构完全相同。位于长骨的肿瘤生长方向与邻近肌肉牵引方向一致，股骨远端的骨软骨瘤向股骨的近端生长，胫骨近端的肿瘤向胫骨远端生长，形状不一，可有一个很长的蒂和狭窄的基底，或很短粗呈广阔的基底，较大的肿瘤顶端膨大如菜花状。增强磁共振成像可清晰显示顶端覆盖软骨帽的范围和边界。

5. 骨软骨瘤应该如何治疗

骨软骨瘤的治疗方法以手术为主。但是骨软骨瘤的存在并不一定都需要作切除术。无论是单发性骨软骨瘤，还是多发性骨软骨瘤，随人体生长，骨骺闭合后也停止生长。所以对于比较小的、没有明显临床症状、不会造成太大功能影响的病变，可选择临床观察。而且对于多发性骨软骨瘤，外科治疗难以做到全部切除。在骨骺闭合前手术会引起骨骺闭合提前，影响小儿发育。目前手术的指征是：①肿瘤较大影响美观；②有临床症状，压迫邻近血管神经；③引起邻近关节活动障碍；④肿瘤本身发生骨折；⑤发育已经停止，肿瘤继续生长；⑥存在畸形，切除肿瘤纠正畸形；⑦肿瘤有恶变征兆（钙化增多，出现棉絮状阴影，基底骨质有破坏）或那些位于中轴骨骼的骨软骨瘤。多发性骨软骨瘤恶变成软骨肉瘤比单发性者为多。手术应完整切除软骨帽，避免局部复发。

6. 骨软骨瘤的预后怎么样

骨软骨瘤的整体预后较好。骨软骨瘤将随着骺板闭合而停止生长，而且恶变率极低（单发性在0.5%~1%，多发性为2%左右），转变成软骨肉瘤、骨肉瘤或纤维肉瘤者均少见。多发性骨软骨瘤的预后与单发相同，手术后效果好，局部复发率低。手术应完整切除软骨帽。对多发性骨软骨瘤中有明显功能障碍与疼痛等症状者，宜手术切除。肿瘤不断长大，疼痛加剧，软骨帽钙化程度有所增加，特别是在骨骼正常发育生长停止后肿瘤继续生长，经X线检查与组织学检查证明有恶性变时，均应及时就诊，手术切除。

（薛瑞峰）

（六）骨瘤

1. 什么是骨瘤

骨瘤为良性骨肿瘤，好发于青少年。通常见于颅骨、颜面骨及鼻旁窦，为生长缓慢的骨性隆起，呈圆形，边缘清晰，表面光滑坚硬，无压痛，不可推动。骨瘤是一种起源于膜性骨的良性肿瘤，由成熟的板层骨和编织骨成分构成。骨瘤很少发生恶变，瘤体缓慢增大，到一定年龄多可自行停止生长。发生于颜面及颅骨外部的骨瘤表现为局部隆起，除引起颜面外观改变外，一般无症状。发生在颅骨内板或鼻旁窦者，可能引起相应的压迫症状，如眩晕、头痛等颅内压增高和脑压迫症状。X 线检查通常可以协助诊断。多发性骨瘤若同时伴有结肠息肉、软组织肿瘤则考虑为 Gardner 综合征，是一种显性遗传性疾病。综上所述，骨瘤是一种良性肿瘤，常表现为颅骨及颜面骨表面凸起缓慢生长的光滑坚硬肿物，生长于颅骨内板及鼻窦者可引起压迫症状。多发骨瘤需考虑 Gardner 综合征，建议就医进一步检查明确诊断。

2. 骨瘤需要手术吗

骨瘤是良性肿瘤，很少发生恶变，生长较缓慢，到一定年龄可自行停止生长，通常不需手术切除。瘤体较大影响外貌或有压迫症状者可考虑手术切除。如肿物短期内增长迅速或突然出现肿瘤压迫症状并进行性加剧，应及时就医，完善进一步检查，如发现骨质破坏、肿瘤边界不清，则怀疑恶变可能，也应考虑手术治疗。

（王新宇）

（七）骨样骨瘤

1. 什么是骨样骨瘤

骨样骨瘤为良性成骨性肿瘤，多数病因不明、生长缓慢，病灶为一小的瘤巢，周围有许多成熟的反应骨。好发于 5~20 岁的儿童和青少年，男女发病率之比约为 2∶1。最常见的发病部位为下肢长骨，如股骨、胫骨，其次是上肢骨。脊柱、手、足等部位较少见。绝大部分病变为单发，也可累及全身多处骨骼，病变可发生在骨骼的任何部位。

2. 骨样骨瘤的常见临床表现及危害是什么

约 90% 骨样骨瘤患者的典型临床特征是疼痛，由轻到重，从间歇性到持续性，从病变局部发展到可伴有放射痛；疼痛性质早期多为钝痛，随着病情的进展，疼痛逐渐变为持续性剧痛，以夜间疼痛或夜间疼痛加重为特征性表现；骨样骨瘤的疼痛症状多数在服用水杨酸类药物（如阿司匹林）后迅速缓解，该特点在骨样骨瘤的诊断中有重要的参考作用。饮酒可使疼痛加重也是本病的特点之一。邻近关节的病变，可因疼痛使关节活动受限，长时间后可引起肌肉萎缩，肢体发育不对称等。位于脊柱附件者，可引起疼痛性脊柱侧弯。

该病主要发生在儿童时期，症状描述可能含糊，但大部分患儿常常会在夜间痛醒。另外，部分患儿否认有疼痛，仅以下肢跛行为主要症状。尤其是发生在儿童的髋关节周围病变，局部症状可不明显，仅见患侧下肢肌肉萎缩，疼痛和不适主要发生在患侧大腿远端的前内侧和膝关节部位，使临床医生将检查重点放在大腿远端和膝关节，极易延误诊断。且在上述症状出现数月后方才出现明显的 X 线改变，常至病程迁延。

3. 诊断骨样骨瘤需要做什么检查

骨样骨瘤的诊断需要充分考虑患者的病史特点、临床体征，结合各种影像学检查结果来综合分析，影像学检查包括 X 线片、CT、MRI、同位素检查等。确诊依赖于病理学检查。

（1）X 线检查：X 线检查是骨样骨瘤的常规检查，也是最基础的检查。青少年患者出现肢体疼痛，尤其是下肢疼痛后，如果临床查体没有发现明确的软组织肿物等异常表现，需要进行相应部位的 X 线检查，了解局部骨骼的基本情况。因病变部位不同和病程长短不同，X 线表现各异。位于长骨骨干的骨样骨瘤具有特征性，其典型的 X 线表现为有一小圆形透亮的瘤巢及周围有不同程度的骨质硬化。瘤巢一般为直径小于 2cm 的圆形或椭圆形透亮区，位于病变中心，病灶周边的骨硬化反应呈梭状增厚，还可伴有骨膜反应、周围软组织或相邻关节的肿胀。瘤巢常为单个，偶见 2 个以上的瘤巢。骨样骨瘤的另一个典型 X 线表现为"牛眼征"，即圆形透亮的瘤巢中心有圆形的钙化影。

（2）CT 检查：CT 检查可显示出瘤巢的大小、位置和中心的钙化，瘤巢中心血运丰富，增强后可有明显强化。多数学者认为，CT 是诊断骨样骨瘤的最有价值的检查方法。其最大优点是比 X 线能更好地显示瘤巢，亦更易显示瘤巢内的钙化，从而更易表现出"牛眼征"。另外，CT 能准确定位瘤巢，对于手术入路的选择、术中定位以及评价手术效果极有帮助。因为瘤巢的完整切除是治疗和防止肿瘤复发的关键，而瘤巢通常较小，且常被硬化增生的骨质所包绕，术中仅凭大体观察和临床经验要达到准确定位非常困难，尤其是当瘤巢位于骨质的深部时，难以将瘤巢完整切除，从而导致症状复发，所以对于有些病例行术前或术中的CT检查定位是必要的。

（3）MRI检查：MRI对于瘤巢的显示和对骨样骨瘤的诊断价值不如CT，其原因主要有以下三方面因素：①MRI扫描的层厚、层距较CT厚，以致影响到较小瘤巢的显示；②瘤巢的MRI信号通常为T_1WI低信号、T_2WI高信号，缺乏特征性；③MRI对于瘤巢周围软组织和骨髓水肿的显示优于X线和CT，容易掩盖较小瘤巢的显示。对非骨皮质区的病灶，缺少典型硬化反应区的病损或关节内骨样骨瘤，在临床症状、X线检查和CT检查都不明确的情况下，MRI有一定的使用价值。

（4）同位素骨扫描：较为敏感，但特异性不高。在病变活动期表现为广泛的放射性核素浓集，病损区组织对同位素的吸收可较周围组织明显增加，在术中定位瘤巢和术后随访中有一定的应用价值。

4. 骨样骨瘤需要和什么疾病鉴别

根据患者的发病年龄、病史特点、临床体征，结合各种影像学检查一般可以初步诊断骨样骨瘤。骨样骨瘤的诊断要点包括：①临床表现为局限的疼痛，水杨酸盐可以使疼痛缓解，饮酒可使疼痛加重；②X线表现为位于皮质内的圆形或卵圆形小的低密度阴影，外围有致密的反应骨，反应骨使皮质增厚，距瘤巢达数厘米；③病理检查镜下瘤巢中央为不定型的、杂乱无序的骨样组织，有大量的深染的骨母细胞陷入其间，瘤巢边缘为增生的纤维血管组织。但是在临床工作中，每个患者的表现都不可能完全按照教科书所描述的那样典型且具有特征性，而且不同疾病之间往往具有相类似的表现，所以要做好诊断和鉴别诊断工作，避免出现误诊、误治的情况。诊断是正确治疗的前提和保障，失之毫厘谬以千里。临床常见的需要和骨样骨瘤鉴别的疾病如下：

（1）硬化性骨髓炎：此病X线表现为骨干双侧骨皮质呈对称性增厚、硬化，但表面光滑，无脓肿和死骨，无"瘤巢"透亮区，且疼痛较轻、呈间歇性，无夜间疼痛特点，服用水杨酸类药物无效。

（2）骨母细胞瘤：该病在组织学上与骨样骨瘤非常相似，难以区分，但骨母细胞瘤多位于扁骨或短骨，疼痛较轻，病灶多大于2cm，呈囊状破坏透亮区，骨质破坏范围大，骨皮质膨胀，内有钙化或骨化，多无骨膜反应，无夜间痛特点，水杨酸制剂不能缓解疼痛，发展较快，有恶变倾向。

（3）慢性局限性骨脓肿：该病好发于长骨干骺端，既往有较明显的红、肿、热、痛等炎症表现和反复发作的病史，无骨样骨瘤的规律性疼痛；骨膜新生骨较骨样骨瘤少，破坏区较大，形状不规整，内无钙化或骨化，有时 X 线片难以鉴别时，也可采用 CT 增强检查，骨样骨瘤之"瘤巢"呈现明显的造影剂增强，而慢性局限性骨脓肿的中心部分强化不明显，周围呈环状强化。

5. 骨样骨瘤应该如何治疗

骨样骨瘤是一种良性肿瘤，具有自限性，无恶变倾向，治疗上多以外科手术切除瘤巢或破坏瘤巢组织为主。药物保守治疗可以运用在肿瘤部位比较复杂或外科手术有一定难度的病例中。疼痛剧烈、药物治疗无效、生长在关节部位的骨样骨瘤应选择手术治疗，手术治疗的关键是彻底切除瘤巢防止复发。

（1）药物治疗：药物治疗只能暂时缓解症状，难以从根本上消除瘤巢，患者还会因不愿活动患肢而引起废用性肌萎缩。目前多使用选择性的 COX-2 抑制剂（如尼美舒利，塞来昔布等）保守治疗骨样骨瘤，可以减少用 COX-1 抑制剂（如阿司匹林等）所致的消化道出血、血小板功能异常等一系列并发症，并对骨样骨瘤所产生的疼痛有明显治疗效果。在连续、长时间药物治疗后，虽然骨样骨瘤的疼痛症状可以消失，但影像学上的瘤巢并没有消退，停止用药后症状会再次出现。另外，长期服用非甾体类抗炎止痛药物还有可能引起一系列不良反应，以及废用性肌萎缩等问题。所以，目前对该病的治疗多选择手术治疗。

（2）手术治疗：骨样骨瘤治疗的关键在于完整地切除瘤巢组织，瘤巢切除后疼痛症状可即刻消除；如果瘤巢组织切除不完整，疼痛症状可持续存在。学术界以往认为，彻底切除病灶，需包括瘤巢和硬化骨，现认为瘤巢切除后，患者的症状可迅速缓解，反应骨可自行吸收而不必切除，保留反应骨对降低术后骨折的发生率有重要意义。治疗理念的改变，决定了手术方式的变化。

1）开放手术：对病变范围小的非承重骨可采用单纯病灶切除术，对病变范围较大者或承重骨如股骨、胫骨等可采用病灶切除加植骨内固定术，病灶切除后可使用石炭酸、95% 酒精或冷冻等方法灭活囊壁；植骨可包括自体骨、人工骨或异体骨移植。术后予支具或石膏外固定。对直径较小、部位较深的瘤巢，确定其周围反应硬化骨的切除范围较难，如术中找不到瘤巢还需再次定位，因此术前有必要利用放射性骨显像或 CT 确定瘤巢的大小、部位和周围反应、硬化骨的范围。开放性手术后需制动，并预防血肿、感染、骨折等并发症。开放性手术对肿瘤周围骨骼及组织的损伤较大，骨组织切除过多可影响局部骨的强度；如切除部位靠近骺板，常会发生骺板早闭；如切除坐骨、脊柱等部位的骨样骨瘤，还可能损伤邻近的重要血管、神经。

2）CT引导下的微创手术技术：微创手术既可避免长期药物治疗引起的不良反应，又可减少开放性手术引起的较多并发症，是目前骨样骨瘤治疗研究的主要方向，特别适用于肿瘤生长部位解剖复杂的患者。CT引导下的微创技术治疗骨样骨瘤主要有三类：射频消融技术、经皮微创肿瘤切除、经皮无水乙醇注射灭活技术。

目前应有最多的是CT引导下经皮射频消融术（RFA）。该技术最早于1992年由Rosentha等报道。射频消融术的适应证为：①术前临床表现和影像学表现均支持骨样骨瘤；②有16G细针通过的安全通道，瘤体最深处不超出细针所及范围0.5cm；③电极周围1cm范围以内无重要结构。其技术主要是在CT引导下导入16G~18G细针，到达瘤巢位置后，一方面能够经细针获取病理组织标本以明确诊断，另一方面可通过射频高温破坏瘤巢组织，治疗后患者不需要卧床制动，可以明显降低术后骨折等并发症发生率，减少住院时间和住院费用。射频消融技术对骨样骨瘤瘤巢的原位破坏治疗效果较好，手术创伤小，是目前治疗骨样骨瘤较理想的选择。

综上所述，骨样骨瘤治疗方法的选择可根据患者具体病情，分为药物治疗和手术治疗。药物治疗症状缓解明显，但长期服药有药物不良反应，很难达到根治，且无法作病理学诊断。手术治疗分为开放性手术、微创手术，前者创伤大、术后并发症多、住院时间长、恢复慢、费用高；后者可有效弥补前者的不足，还可用于转移性骨肿瘤的对症治疗，可长期缓解疼痛，患者耐受性好。

6. 骨样骨瘤的预后怎么样

骨样骨瘤不恶变，总体预后较好。按WHO统计，骨样骨瘤占原发性骨肿瘤的5.1%，占良性骨肿瘤的11.23%。在青少年为活跃的有症状的Ⅱ期病变，病变很少长大，瘤巢一般不超过1cm。一般症状持续时间为3年，在自愈过程中，病灶由活跃的Ⅱ期向静止的Ⅰ期逐渐转化，随着瘤巢的骨化，瘤巢与反应骨之间的透亮带逐渐消失，症状也逐渐消失，但这些高密度阴影将持续多年。故对那些症状较轻的患者，可行保守治疗。活跃的Ⅱ期骨样骨瘤，可行边缘的大块切除，或者使用CT引导下经皮射频消融术。去除瘤巢和反应骨，降低术后复发率。

骨样骨瘤的手术治疗效果非常好，可使医生和患者均感满意。手术可以完全和彻底地解除疼痛，个别手术切除不完全者可复发。

（薛瑞峰）

（八）骨纤维结构不良

1. 什么是骨纤维结构不良

骨纤维结构不良又称骨纤维异样增殖症，是临床常见的骨发育异常，占骨肿瘤样病变的 38.42%，居首位，是肋骨最常见的良性病变。分为单骨型（85%）和多骨型（15%），多骨型伴内分泌紊乱和皮肤色素沉着，为麦-奥（McCune-Albright）综合征，本病病因不明，可单独累及颅骨，也可同时发生于其他骨骼，需要和畸形性骨炎、内生软骨瘤、甲状旁腺功能亢进症等鉴别，在治疗上一般无症状者可考虑观察不需要手术治疗，有骨折风险者可考虑手术，对于单发病变，可考虑肿瘤刮除植骨，但复发率高。

2. 骨纤维结构不良会引起骨折吗

骨纤维结构不良是长骨的骨化性纤维瘤，多是 20 岁以下的年轻人初诊，多数在儿童期进展，到青春期则不再发展，好发于骨干，也可以累及干骺端，最常见的部位是胫骨，表现为胫骨骨干增粗，向前外侧弓形弯曲，一般无疼痛症状。如果发生病理性骨折会出现疼痛。X 线片可见偏心性骨皮质内的骨溶解，伴有一定程度的骨膨胀。治疗的重点在于预防病理性骨折，在骨骼成熟后手术复发率较低。

3. 骨纤维结构不良会自愈吗

本病是不会自愈的。骨纤维结构不良，是临床一种十分常见的骨良性肿瘤，即在骨内的纤维结构发生了异常增殖。患者就诊时不会以单纯的疼痛为主诉，往往是患者因其他原因就诊，拍 X 线片时无意中发现。骨纤维结构不良的明确诊断，需要行手术切除做病理分析。骨纤维结构不良，会影响到骨的强度，容易导致病理性骨折，因此，早期可以观察，有骨折风险时尽早手术，避免骨折的发生。

4. 骨纤维结构不良需要和哪些疾病鉴别

（1）畸形性骨炎：中老年多见，骨小梁增粗呈绳状，骨皮质增厚，颅骨外板呈绒毛状。

（2）内生软骨瘤：多见于四肢短管状骨。囊状区常见点状软骨钙化。

（3）甲状旁腺功能亢进症：有全身性骨痛、躯干及下肢畸形、多次多发性病理性骨折等。X线检查见全身性骨质疏松、皮质骨变薄及囊状表现。常合并肾病及肾结石、血钙增高、血磷降低、血碱性磷酸酶增高。

5. 骨纤维结构不良需要手术吗

除非有病理性骨折的危险，无症状者不需手术治疗。单发性病变可做手术刮除植骨，但复发率高。多发性病变治疗以保护患肢、预防畸形发展、避免病理性骨折为主。

（白楚杰）

（九）内生软骨瘤

1. 什么是内生软骨瘤

内生软骨瘤是发生于骨内的一种软骨瘤，多为单发，生长缓慢，长期无症状，一般来讲是一种良性肿瘤。软骨是一种结缔组织，同时是大部分骨的生发来源。内生软骨瘤最常发生于骨内，尤其是小的长骨，如手足的指/趾骨；四肢的长骨，如股骨、肱骨、胫骨也可以受累。内生软骨瘤是手部最常见的肿瘤，可以在各个年龄的人群中发生，最常见的受累人群是10~20岁，男女发病率基本相同。

2. 内生软骨瘤严重吗

内生软骨瘤多为单发、生长缓慢的良性肿瘤。一般来说，通过手术治疗可以达到根治。但是儿童的内生软骨瘤可能具有较高的复发率，这是与成人内生软骨瘤不太一样的地方。需要警惕的是，内生软骨瘤可能为多发。如果仅仅是多发的内生软骨瘤，称之为 Ollier 病；如果是多发的内生软骨瘤与血管瘤，则需要警惕 Maffucci 综合征的可能性。

3. 内生软骨瘤应该如何治疗

内生软骨瘤的治疗手段主要取决于以下几个方面：年龄、身体状况、疾病史、肿瘤侵犯程度、对治疗的可接受度、患者个人的意愿。对于单发的内生软骨瘤可以考虑手术刮除后，填塞自体骨、异体骨或骨水泥。如果存在恶变倾向，应考虑进行广泛的骨切除术。如果患者没有症状，肿瘤没有增长，也可以选择持续观察，但是需要定期复查 X 线。

4. 内生软骨瘤会变成恶性的吗

单发的内生软骨瘤恶变率极低，低于 1%。多发的内生软骨瘤恶变风险略高。多发的内生软骨瘤可能是由"内生软骨瘤病"引起，需要警惕。内生软骨瘤病又称 Ollier 病，其在成人的恶变率高达 5%~25%，甚至可能造成肢体畸形。内生软骨瘤病的恶变风险较单发的内生软骨瘤明显升高，因而需要更加积极的处理及复查，一旦发现恶变倾向，及时给予干预。

（谭智超）

四、骨转移癌

1. 什么是骨转移癌

骨转移癌是指癌细胞从开始生长的地方脱离并转移到骨组织发生的肿瘤。骨转移癌被认为是晚期癌症的一种形式。这些继发于骨内的癌症很难治愈，但是可以通过治疗来减轻症状和延长患者寿命。

2. 什么样的癌症容易转移到骨

乳腺癌、前列腺癌、肺癌、肾癌、甲状腺癌较易发生骨转移。

3. 骨转移癌都有哪些症状

骨转移在癌症患者中很常见。因为骨结构改变，骨转移有时会导致严重的疼痛和神经损伤。骨转移的其他症状包括：脆弱的骨骼；血液中钙含量高，可能导致恶心；排便失控；腿部无力；骨髓丢失导致血细胞计数低和贫血。

骨转移癌会严重损害患者的骨骼。转移性肿瘤会破坏周围的骨组织，导致溶骨性骨质破坏。溶骨性损伤最常发生于以下部位的肿瘤：结肠、肾脏、肺、甲状腺。

当肿瘤释放出的化学物质形成新的骨骼时，也会造成其他损伤。这根新骨头可能会变软变形。这种情况被称为成骨细胞损伤，或骨形成损伤，发生在以前列腺、膀胱或胃细胞开始的癌症中。有些癌症，如乳腺癌，会造成溶骨性和成骨细胞损伤。成骨细胞和溶骨性损伤均可引起病理性骨折。病理性骨折是由疾病引起的骨折，而不是由外部骨骼损伤引起的外伤性骨折。受这种损伤影响的骨骼并不是因为跌倒或压力而断裂的，而是在日常活动中折断的。脊椎骨的损伤也会影响脊髓神经，导致神经系统问题。

4. 治疗骨转移癌都有哪些方法

转移瘤的治疗往往取决于肿瘤细胞的位置和来源。治疗包括放射治疗、药物治疗和手术。

放射治疗常被用来减缓骨转移癌的生长。放射治疗的类型包括：

（1）局部辐射：将辐射指向肿瘤和附近组织。在50%~60%的情况下，它可以完全缓解疼痛。

（2）半身体辐射：将辐射指向身体的大部分。如果有多处骨转移，医生可以这样做。

（3）放射性同位素疗法：通过静脉注射放射性药物。

药物治疗是治疗骨转移癌的关键部分，可能包括以下一项或多项：骨建设药物，如双膦酸盐，有助于减少骨损伤；化疗以杀死肿瘤细胞并缩小肿瘤体积；激素疗法，减缓乳腺癌和前列腺癌等癌症的激素分泌；止痛药用以缓解症状。

当骨头已经骨折或者很快就会骨折时，手术是必要的。医生可以手术切除肿瘤，可以将固定装置直接连接到周围的骨头上，可以使用骨水泥来加强骨骼结构。

用一种叫作射频消融或冷冻消融的探针加热或冷冻癌细胞，也可以缩小肿瘤的体积。

骨转移癌是一种晚期癌症。医生通常不可能把所有癌细胞都切除。各种各样的治疗方法可用于缩小转移瘤的体积和减缓其生长。这可以减轻疼痛和其他症状，提高患者生活质量和寿命。

5. 怎样诊断骨转移癌

医生会搜集所有关于癌症的病史，对患者进行多项检查，包括：受影响骨骼的X线片、CT、MRI、血液测试、PET/CT、骨扫描。

如果医生需要确定受影响的骨头是骨转移癌还是原发性骨癌的结果，他们可能会进行活检。在活组织检查过程中，医生会切除少量肿瘤，然后送到病理科医生那里进行彻底检查。

6. 骨转移癌能够治愈吗

尽管大部分骨转移癌不能够治愈，但是，有患者得到合理的治疗，不但能够缓解症状，也能够较长期地延长生命。生存率除了与治疗有关，也与癌症的类型、患者的年龄和距离第一次诊断时间长短等因素有关。

7. 得了骨转移癌还能生存多久

骨转移率因癌症的不同阶段而有很大差异。患者的一般健康状况和接受的原发性癌症治疗的类型是额外的因素。

生存率是从大量人群中收集的平均值。此外，生存率数据是最近治疗进展前的一段时间的统计数据。

2017 年一项针对 10 种最常见的骨转移癌的大规模研究发现：肺癌骨转移后 1 年生存率最低（10%），乳腺癌骨转移后 1 年生存率最高（51%），骨和其他部位的转移可降低生存率。

表 1 是 2018 年一项关于常见癌症和骨转移研究的典型数据。

表 1　2018 年常见癌症 5 年后骨转移率及转移后 5 年生存率

癌症类型	5 年后骨转移率	转移后 5 年生存率
前列腺癌	24.5%	6%
肺癌	12.4%	1%
肾癌	8.4%	5%
乳腺癌	6.0%	13%
胃肠道恶性肿瘤	3.2%	3%

8. 针对骨转移癌都有哪些措施能够改善生活质量

关于骨转移癌的临床文献中，涉及患者生活质量如何受到影响的文献所占比例最小，一位作者提出了一个非常重要的观点："转移性骨病会对患者及其护理人员产生严重的生理、心理和社会影响"。患者和那些爱他们的人的生活质量可能会因态度冷淡、沟通困难、精力减少、行动受限和丧失工作/收入而降低。

越来越多的医生、护士、私人助理、理疗师、社会工作者认识到，骨转移癌患者的情感、心理、关系和财务方面的问题必须与身体影响一样得到解决。以下是骨转移癌影响生活质量的一些方式：

（1）情感需求会变得更加强烈。悲伤、沮丧、愤怒、失望、恐惧和焦虑的情绪可能很难向爱人和专业人士表达。能够与安全、可信的人一起识别和发泄情绪，可以帮助患者减轻内在积累的情绪压力。

（2）精神需求与思想、观念、信仰和世界观有关。即使是最阳光、最乐观的患者也很难在思想上得到满足，因为没有合理的解释为什么疾病会发生在他们身上。一方面，患者不可能简单地说服自己摆脱痛苦或新的日常挑战，从而产生压力。另一方面，事实信息和教育通常可以帮助患者更好地应对疾病及疾病带来的一系列问题。

（3）关系压力会很快累积起来，尤其是当没有时间或情绪能量坐下来谈事情的时候。日益增长的社会孤立或亲密伴侣之间的距离会导致怨恨、误解和破坏性的错误假设。这使得患者更难接受护理，护理人员也更难在护理过程中体验到满足感。在许多情况下，医疗团队的成员，特别是社会工作者，可以帮助伴侣和家庭成员恢复亲密感，并建设性地共同解决问题。

（4）如果患者和他们的家人面临着令人望而生畏的医疗费用，经济压力肯定会增加。治疗转移性癌症本身就是一个大项目。此外还有额外的儿童护理和家庭帮助的费用，更不用说损失的工作时间导致收入下降。

专家们一致认为，骨转移癌患者和他们的看护者最好对他们的医疗团队坦诚相待，告诉他们疾病是如何开始拖累他们的生活质量的。很多时候，社区志愿者可以帮助患者提高生活质量。

9. 治疗骨转移癌的目的是什么

减轻痛苦，避免并发症，改善生活质量和延长生命。为了达到以上目的，根据具体情况，采用药物、放疗、手术和理疗等手段进行综合治疗。比如，骨转移癌波及下肢或上肢长骨，有骨折危险，医生可能建议做手术，预防骨折的风险。对于波及脊柱的骨转移癌，手术不仅仅可以减轻疼痛，还可以预防骨塌陷导致脊髓和神经损伤引起的瘫痪和大小便失禁等并发症。

10. 都有哪些科室医生治疗骨转移癌

对骨转移癌的治疗，不光是骨科医生的责任，也需要多学科的综合治疗，根据原发肿瘤部位和肿瘤的特征，胸外和胸内科、头颈科、乳腺科、泌尿外科、胃肠和肝胆外科、血液科、放疗科和病理科等多学科的医生都会参与其中，治疗方式也各有不同。所涉及的科室专家们，会经过讨论得出最适合患者的方案。

（Yuanxin Nie）

五、多发性骨髓瘤

1. 什么是多发性骨髓瘤

多发性骨髓瘤是一种浆细胞癌。正常的浆细胞存在于骨髓中，是免疫系统的重要组成部分。免疫系统是由几种细胞组成的，它们协同工作以抵抗感染和其他疾病。淋巴细胞是免疫系统中白细胞的主要类型之一，包括 T 细胞和 B 细胞。淋巴细胞存在于身体的许多部位，如淋巴结、骨髓、肠道和血液。

当 B 细胞对感染作出反应时，它们成熟并转变为浆细胞。血浆细胞产生抗体（也称为免疫球蛋白），帮助身体攻击和杀死细菌。浆细胞主要存在于骨髓。骨髓是骨骼内的软组织。除了血浆细胞外，正常骨髓也是其他血细胞如红细胞、白细胞和血小板的家园。

一般来说，浆细胞癌变并生长失控称为多发性骨髓瘤。血浆细胞产生的异常蛋白（抗体）有几种不同的名称，包括单克隆免疫球蛋白、单克隆蛋白（M 蛋白）、M 棘突蛋白或副蛋白。

然而，还有其他浆细胞疾病也有异常浆细胞，但不符合活动性多发性骨髓瘤的标准。这些其他浆细胞疾病包括：意义未明单克隆丙种球蛋白血症（MGUS）、冒烟性多发性骨髓瘤（SMM）、孤立性浆细胞瘤、轻链淀粉样变性。

2. 多发性骨髓瘤是癌症吗

多发性骨髓瘤是一种起源于浆细胞的癌症。浆细胞是一种白细胞，它能产生抗体（也称为免疫球蛋白）来帮助身体对抗感染。浆细胞主要存在于骨髓，但也存在于其他一些组织和器官中。浆细胞癌变并生长失控称为多发性骨髓瘤。

3. 通常得了多发性骨髓瘤找哪科医生诊治

多发性骨髓瘤的治疗需要多学科协助，涉及的专家通常包括肿瘤科医生、血液病病理科医生、放射科医生、干细胞移植专家，偶尔还有外科医生（骨科医生和/或脊柱外科医生）。

4. 多发性骨髓瘤的预后如何

多发性骨髓瘤的预后是可变的，取决于大致的分期和对治疗的反应。虽然目前还没有治愈这种疾病的方法，但今天的治疗方法比过去的许多疗法更有效，毒性更小（副作用更少）。多发性骨髓瘤是当前研究的热点。根据美国癌症协会（ACS）数据，从第一次治疗开始，根据疾病分期，中位生存期如下：第一阶段，62 个月；第二阶段，44 个月；第三阶段，29 个月。

然而，ACS 表明随着治疗的改善，目前的生存情况可能会更好。不幸的是，复发后的平均寿命约为 9 个月。

多发性骨髓瘤的并发症可能包括肾功能不全、出血性疾病、骨骼疾病（如病理性骨折、高钙血症）和神经系统问题（例如脊髓压迫、颅内浆细胞瘤等）。

5. 多发性骨髓瘤的症状都有哪些

多发性骨髓瘤患者早期可能无症状。随着病情的加重，一些骨髓瘤患者可能会因为红细胞生成不足导致贫血而虚弱，由于骨损伤而出现骨痛，由于异常的 M 蛋白积聚损害肾脏，从而被发现有其他原因无法解释的肾损害和肾功能下降。以下是多发性骨髓瘤的症状和体征：贫血、出血、神经损伤、皮损（皮疹）、巨舌、骨压痛或疼痛、疲劳或虚弱、感染、病理性骨折、背痛、脊髓压迫、肾衰竭和/或其他终末器官损害、食欲下降和体重减轻、便秘、高钙血症、腿部肿胀。

6. 治疗多发性骨髓瘤都有哪些方法

目前尚无治愈多发性骨髓瘤的药物治疗方法。然而，有一些方法可以减少症状的发生和降低严重程度，延长寿命。治疗是根据患者的病情和患者的意见决定的。研究小组可能会让一位骨髓瘤治疗专家以及一位放射肿瘤学专家和其他适当的顾问参与进来。受过肿瘤科培训的护士和其他人员可能是治疗团队的重要成员。

治疗的选择通常包括药物的组合，其中一些药物通过口服的形式给药，另一些则是通过静脉注射。这些药物包括影响或调节免疫系统的药物、类固醇，以及一些口服或注射的化疗药物。这些药物通常组合使用。在大剂量化疗后，对骨髓干细胞移植或自体移植可能会起到一定的作用。决定是否进行这种移植的因素很多。人们可以从美国国家综合癌症网络指南获得更多信息（NCCN.org 网站）。其他药物治疗可包括类固醇、双膦酸盐治疗，输血或血小板，自体移植和/或血浆置换，以及其他根据患者病情阶段而定的联合治疗。此外，研究人员使用荟萃分析（系统地结合选定研究的数据，得出更重要的结论）来帮助确定更好的治疗方案。

放射治疗可以治疗骨损伤的疼痛。外科医生在很多情况下都能通过外科手术修复骨折。

治疗多发性骨髓瘤的药物很多。医学专业人员通常会根据患者的病情，联合使用以下不同机制的药物：

- 地塞米松：免疫细胞调节。
- 硼替佐米（velcade）：蛋白酶抑制剂。
- 来那度胺（revlimid）：免疫细胞调节。
- 帕米膦酸（aredia）：抑制骨吸收。
- 唑来膦酸（zometa）：抑制骨吸收。
- 美尔法兰（alkeran）：对骨髓瘤细胞有毒的烷化剂。
- carfilzomib（kyprolis）：FDA 批准的蛋白酶抑制剂。
- daratumab（darzalex）：一种可能损伤或杀死表面有 CD38 蛋白的多发性骨髓瘤细胞（和其他细胞）的单克隆抗体。
- elotuzumab（empliciti）：一种激活人体自然杀伤细胞以摧毁多发性骨髓瘤细胞的化合物。
- ninlaro（ixazomib）：这种蛋白酶体抑制剂与 revlimid 和地塞米松联合使用，可提高一些多发性骨髓瘤患者的生存率。

研究人员正在研究新的药物和药物组合。在老年多发性骨髓瘤患者中也正在进行小剂量药物治疗的研究。风险适应疗法是另一种治疗方法，其设计旨在最大限度地减少晚期疾病的影响，同时又不损害另一种潜在治疗的机会。

7. 多发性骨髓瘤的诱因是什么

多发性骨髓瘤的诱因尚不清楚。癌性骨髓瘤浆细胞增殖，排挤正常浆细胞，并能侵蚀骨骼的区域。大量产生的蛋白质会使血液变得更黏稠，并将蛋白质沉积在可能干扰肾脏、神经和免疫系统功能的器官中，从而导致疾病的许多症状。然而，与多发性骨髓瘤相关的诱因可能包括有毒化学物质、辐射、某些病毒、免疫紊乱、疾病家族史。

8. 多发性骨髓瘤的危险因素是什么，多发性骨髓瘤是遗传性疾病吗

医学专业人士尚未确定多发性骨髓瘤的确切病因，但研究表明，多个因素可能是多发性骨髓瘤的危险因素或促成因素。基因异常如 c-*Myc* 癌基因异常与多发性骨髓瘤的发生有关。目前，没有证据表明遗传在多发性骨髓瘤的发展中起作用，所以不认为它是遗传性疾病。人们认为暴露于除草剂、杀虫剂、苯、染发剂和辐射是造成这种情况的原因，但缺乏确切的数据。一些人认为炎症和感染是导致多发性骨髓瘤的原因，但又没有被证明是多发性骨髓瘤的病因。然而，浆细胞的良性增殖可导致单克隆抗体大量产生（但不如多发性骨髓瘤高）。这一结果被称为意义未明单克隆丙种球蛋白血症（简称 MGUS）。大约 19% 的 MGUS 患者在 MGUS 诊断后 2~19 年内发展为多发性骨髓瘤。此外，冒烟性多发性骨髓瘤（也称为非活动性）是多发性骨髓瘤的前兆。在多发性骨髓瘤症状出现之前，血液或尿液中的异常蛋白质可以通过特殊的检测方法被检测出来。

（Yuanxin Nie）

图书在版编目（CIP）数据

骨与软组织肿瘤 / 樊征夫主编 . —北京：人民卫
生出版社，2023.2
（肿瘤科普百科丛书）
ISBN 978-7-117-34106-6

Ⅰ. ①骨… Ⅱ. ①樊… Ⅲ. ①骨肿瘤－普及读物②软
组织肿瘤－普及读物 Ⅳ. ①R738-49

中国版本图书馆 CIP 数据核字（2022）第 227780 号

人卫智网 www.ipmph.com 医学教育、学术、考试、健康，
购书智慧智能综合服务平台
人卫官网 www.pmph.com 人卫官方资讯发布平台

肿瘤科普百科丛书——骨与软组织肿瘤
Zhongliu Kepu Baike Congshu——Gu yu Ruanzuzhi Zhongliu

主　　编　樊征夫
出版发行　人民卫生出版社（中继线 010-59780011）
地　　址　北京市朝阳区潘家园南里 19 号
邮　　编　100021
E - mail　pmph @ pmph.com
购书热线　010-59787592　010-59787584　010-65264830
印　　刷　北京盛通印刷股份有限公司
经　　销　新华书店
开　　本　787×1092　1/16　　印张：8.5
字　　数　148 千字
版　　次　2023 年 2 月第 1 版
印　　次　2023 年 4 月第 1 次印刷
标准书号　ISBN 978-7-117-34106-6
定　　价　49.00 元

打击盗版举报电话：010-59787491　E-mail：WQ @ pmph.com
质量问题联系电话：010-59787234　E-mail：zhiliang @ pmph.com
数字融合服务电话：4001118166　　E-mail：zengzhi @ pmph.com